ÁNGELA QUINTAS

DE LA BOCA A TU SALUD

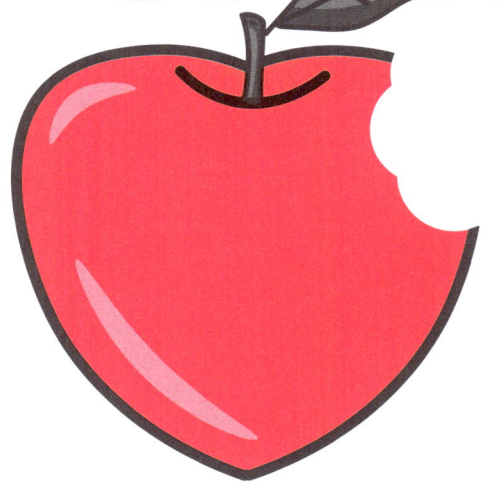

8 claves para controlar la inflamación, el peso
y los picos de insulina

Planeta

© Ángela Quintas, 2025

© Editorial Planeta, 2025
Diagonal, 662-664, 08034 Barcelona (España)
www.editoria.planeta.es
www.planetadelibros.com

Diseño e ilustraciones del interior: © Dímeloengrafico; © Freepik
Iconografía: © Grupo Planeta

Primera edición: enero de 2025
Tercera impresión: marzo de 2025
Depósito legal: B. 21.697-2024
ISBN: 978-84-08-29690-4
Composición: Realización Planeta
Impresión y encuadernación: Egedsa
Printed in Spain - Impreso en España

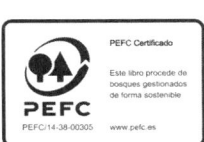

Por más Planetas compartiendo
manzanas a tres.

ÍNDICE

¿QUÉ VAS A ENCONTRAR EN ESTE LIBRO?

Este libro ha sido para mí un reto y un compromiso. Y lo ha sido, sobre todo, porque durante tantos años dedicados a la consulta y a la divulgación he visto cómo mis pacientes, y el público en general, han ido sabiendo cada vez más de temas nutricionales. Hay una gran preocupación por conocer el efecto que tiene en nuestro cuerpo todo lo que ingerimos. El reto es, entonces, seguir aportando información de interés, siempre al hilo de los últimos descubrimientos científicos en materia de alimentación. Y hacerlo de forma comprensible y entretenida es el compromiso que me mueve en mi consulta, en las entrevistas y, por supuesto, en estas páginas.

Si te interesa este libro es porque eres de quienes saben que la alimentación es una herramienta tan poderosa que, bien utilizada, puede mejorar tu salud y tu vida radicalmente. Porque concibes el alimento casi como una medicina que nos mantiene sanos, nos alivia patologías, nos da energía, nos hace sentirnos bien y, con el tiempo, nos proporciona longevidad.

Para abordar el contenido me han servido de estímulo los cientos de mensajes que he recibido por mis anteriores obras; mensajes que me hablan de que esos libros han ayudado de verdad a quienes han puesto sus consejos en práctica. Con ese objetivo siempre presente, he trabajado ahora para ir al grano, dando solución global a muchos de los temas que cada semana me demandan mis pacientes en la consulta, que es mi mejor laboratorio.

Aquí encontrarás las claves sobre cómo funcionan los nutrientes, de dónde tomamos la energía, qué son las calorías y por qué no todas son iguales. He incluido mucha información práctica sobre la hidratación y la importancia del metabolismo y del ejercicio moderado, y también propuestas para activar un plan exprés con el que entrenar y mejorar ese metabolismo. Podrás aprender qué produce la inflamación, esa que se conoce como «muerte silenciosa», y cuál es la dieta antiinflamatoria más eficaz. Y no me olvido de contártelo todo sobre la microbiota y las fibras, que son su alimento, las bacterias buenas y las malas, la disbiosis y el almidón.

Llevo años poniendo en práctica dietas cuyo éxito se sustenta en controlar los picos de glucosa con la insulina como aliada. Por supuesto, también aquí he volcado todos los avances para conseguir ese adelgazamiento con salud. Hay aplicación práctica para alimentarnos bien en distintas etapas de la vida: el embarazo, la menopausia, la infancia y durante la lactancia. Encontrarás consejos y dietas específicas para mejorar condiciones como el estrés y la inflamación silenciosa, y patologías metabólicas como la diabetes o la resistencia a la insulina. Porque es un libro pensado para todas las edades de la vida, tanto para hombres como para mujeres.

Como curiosidad práctica, incluyo unos test que te irán dando datos sobre tu estado nutricional y de salud. De este modo sabrás cómo cambiar para mejorar. Y, en el anexo final, te ayudo a entender esos temidos análisis médicos cuyos parámetros nos suelen dejar tan perplejos como despistados.

En *De la boca a tu salud* no hay fórmulas mágicas, porque en realidad no las necesitamos: basta con comprender algunos fundamentos básicos de la alimentación y el funcionamiento de nuestro cuerpo para tomar decisiones conscientes sobre lo que comemos y, así, sanarnos.

Si comprendemos lo que estamos haciendo y nos sentimos con más energía y de mejor humor y, además, lo conseguimos sin pasar hambre, querremos mantener ese hábito en el tiempo. Ese es mi objetivo con este libro: enseñarte a activar tu metabolismo y a controlar tus niveles de glucosa en sangre mediante una dieta de control de insulina, para que la incorpores de una vez por todas y logres la calidad de vida con la que siempre has soñado. ¿Empezamos?

ÁNGELA QUINTAS

Si escaneas este código QR, accederás a **tu reto de 21 días.** Este espacio está diseñado exclusivamente para quienes, como tú, ya tienen el libro y están listos para empezar un viaje de transformación. Escaneando tu resguardo de compra, podrás acceder a un área privada donde **personalizar tu experiencia** enfocándote en los aspectos que más necesites trabajar, como la digestión, el metabolismo, la inflamación o los hábitos alimenticios.

¡Prepárate para comenzar este viaje hacia una mejor versión de ti mismo!

1

LOS NUTRIENTES Y LA ENERGÍA,

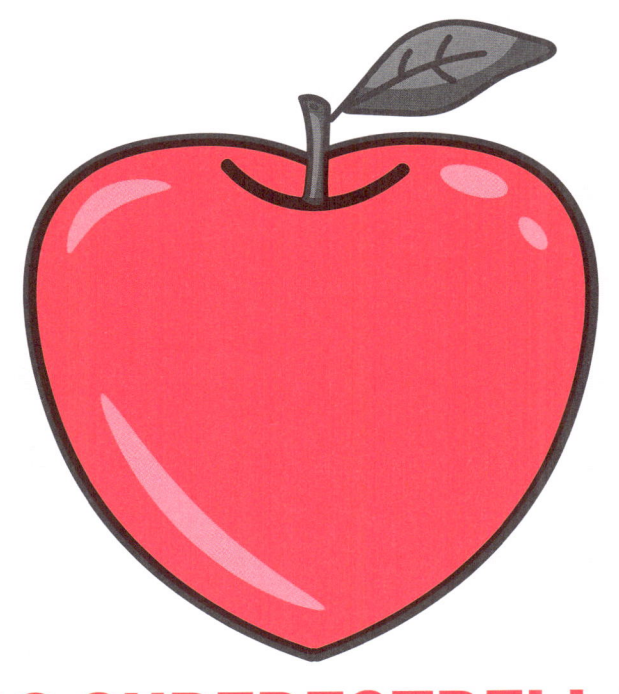

LAS SUPERESTRELLAS DE TU SALUD

Piensa en tu cuerpo como en una gran película. Detrás de toda historia memorable hay un guion extraordinario, actores talentosos, un director fantástico y un equipo de producción sobresaliente, además de efectos especiales, cuando el género lo requiere. Los nutrientes son como todos estos elementos, esenciales para que nuestra película sea un éxito entre público y crítica.

Estas sustancias químicas naturales son lo que nuestro organismo utiliza para construir, mantener y reparar los tejidos. Dicho de una forma muy elemental: vivimos gracias a los nutrientes, porque son el engranaje clave para garantizar el funcionamiento de nuestro cuerpo y nos dan energía (la energía, otro integrante esencial de nuestro equipo de rodaje). Sin ellos, estaríamos más apagados que una película sin trama. A lo largo de este capítulo te explicaré todo lo que debes saber sobre los nutrientes para aprovechar sus propiedades, porque son muchas y maravillosas.

LOS NUTRIENTES, LO QUE NOS PIDE EL CUERPO

Siempre que hablemos de nutrientes debemos tener presente que se dividen en dos grupos:

1. **Los macronutrientes: los hidratos de carbono o carbohidratos, las proteínas y las grasas.** Son *macro* porque las cantidades de estos que requiere nuestro organismo son mayores: superiores a 1 gramo. Imagina que los hidratos de carbono son los actores principales que llevan el peso dramático de la historia, las proteínas son el guion que estructura la trama y las grasas son los efectos especiales que hacen que todo luzca impresionante. Sin ellos, no hay película.

2. **Los micronutrientes: las vitaminas, los minerales y otras sustancias.** Son *micro* porque nuestro organismo no necesita grandes cantidades diarias, aunque también son cruciales para mantenernos saludables a largo plazo. Por ejemplo, las vitaminas y los minerales son como esos detalles que hacen que una película pase de buena a espectacular: el montaje, la banda sonora, el vestuario, la peluquería, etcétera. Así, sin suficiente calcio, nuestros huesos serían frágiles como un set de cartón, y sin hierro nos sentiríamos más cansados que un director al final de un rodaje nocturno. Los micronutrientes se miden en miligramos o en unidades todavía más pequeñas.

Si a nuestro cuerpo no le damos lo que necesita, empezamos a notar que las cosas no funcionan tan bien como deberían: enfermamos más a menudo, nos sentimos cansados y no rendimos al máximo. Gracias a los nutrientes podemos levantarnos por la mañana, pensar con claridad, movernos sin dolor y disfrutar de una buena salud.

LAS CALORÍAS, NUESTRA FUENTE DE ENERGÍA

Antes de seguir profundizando en los nutrientes, debo explicarte otro concepto básico de nutrición; uno que suele preocuparnos siempre que tenemos en mente perder peso. Se trata de **las calorías:** la cantidad de energía que los alimentos pueden proporcionar al cuerpo humano cuando son consumidos y metabolizados.

¿Por qué las calorías se miden en kcal?

Si te comes una manzana de unos 180 gramos que tiene, aproximadamente, 93 calorías, en términos técnicos estás consumiendo 93 kilocalorías (93.000 calorías). Así que, aunque hablemos de *calorías* en la vida diaria, realmente a lo que nos referimos es a *kilocalorías*. Es una simplificación del lenguaje que ha sido aceptada en el contexto de la alimentación y la nutrición. Y la verdad es que a todos nos asusta menos una cifra menor.

Esta energía es esencial para que podamos desempeñar funciones como el mantenimiento de la temperatura corporal, la respiración o la circulación sanguínea, entre muchas otras. Pero...

OJO: NO TODAS LAS CALORÍAS SON IGUALES

Por ejemplo, 100 kcal que proceden mayoritariamente de grasas no tendrán el mismo efecto en el cuerpo que 100 kcal provenientes de hidratos de carbono. Las grasas (especialmente las insaturadas, que encontramos en alimentos como el aguacate o las nueces) proporcionan energía de manera sostenida, ayudan en la absorción de vitaminas liposolubles y son cruciales para la salud celular.

En cambio, 100 kcal obtenidas de hidratos de carbono (como las que encontramos en una porción de pan blanco) tienen un efecto diferente. Los hidratos de carbono se descomponen rápidamente en glucosa, elevando los niveles de azúcar en sangre de forma más inmediata. Esto puede proporcionarnos una rápida fuente de energía, pero también puede provocarnos picos muy altos de glucosa, con su posterior caída. En consecuencia, nuestro páncreas deberá secretar insulina para normalizar esos valores, lo que a menudo conllevará una sensación de hambre poco después de comer.

Por lo tanto, es crucial considerar no solo las calorías totales que consumimos, sino también la composición de esos alimentos, ya que diferentes nutrientes tienen diferentes efectos en nuestra energía y en nuestra salud general.

Toma nota

Un gramo de hidratos de carbono y de proteínas nos aporta 4 kcal de energía, mientras que las grasas nos aportan más del doble: 9 kcal por cada gramo consumido.

Lo que acabo de contarte de forma muy breve es uno de los principios más importantes de la forma de alimentación saludable que defenderé siempre: la dieta de control de insulina. Tras ponerla en práctica en la consulta durante más de veinticinco años, la conozco en detalle. Más adelante aprenderás a mezclar los alimentos de manera correcta para que tus niveles de glucosa se mantengan lo más estables posible durante el día y puedas obtener mayores beneficios de los alimentos.

LAS CALORÍAS VACÍAS

Veo en consulta a muchas personas que mantienen una vida social muy activa, con muchas comidas y cenas fuera de casa. Algunas de ellas, con la idea de que se mantendrán delgadas si no comen, se limitan a beber. No están sanas, porque consumen muchas calorías vacías. Estas provienen de alimentos y bebidas que aportan energía, pero carecen de nutrientes esenciales como vitaminas, minerales, proteínas, fibra y antioxidantes. Así pues, estas personas están cubriendo su necesidad de calorías al día, pero no la de nutrientes.

Y ahora sí, vamos a por los nutrientes.

LOS HIDRATOS DE CARBONO, NUESTRAS PILAS FAVORITAS

Los hidratos de carbono, también conocidos como *carbohidratos* o *glúcidos,* son compuestos orgánicos formados por átomos de carbono, hidrógeno y oxígeno. Durante la digestión, los hidratos de carbono se convierten en la glucosa que usan nuestras células, tejidos y órganos. Son, por tanto, la principal fuente de energía de nuestro organismo. Pero, ojo, hay que saber consumirlos para sacarles el máximo partido.

Cuando pensamos en los hidratos de carbono, lo primero que se nos viene a la mente son la pasta y el arroz (a mí también me pasaba antes de que me apasionase por la química de la nutrición, lo admito), pero nos olvidamos de que las frutas y las verduras también están compuestas principalmente por ellos.

Toma nota

Para saber qué son los hidratos de carbono solo debemos recordar que los conforman aquellos alimentos que nacen de la tierra.

Los carbohidratos pueden clasificarse de varias formas, pero posiblemente la más sencilla sea la siguiente:

- ❤ **Monosacáridos.** Son los azúcares más simples, ya que están formados por una sola molécula y nuestro organismo los absorbe con mucha facilidad. Dentro de este grupo encontramos **la glucosa** (cereales y pasta), **la fructosa** (frutas, verduras y miel) y **la galactosa** (lácteos).
- ❤ **Disacáridos.** Se trata de carbono formado por dos moléculas unidas por un enlace glucosídico. En este grupo encontramos **la lactosa** (lácteos), **la sacarosa**, que es el azúcar común que tenemos en casa, es decir, el azúcar de caña o de remolacha, y **la maltosa** (*whisky* y cerveza).
- ❤ **Polisacáridos.** Son los hidratos de carbono más complejos. Están formados por largas cadenas de monosacáridos como el almidón y la celulosa. Muchas verduras, legumbres y cereales integrales son polisacáridos.

Otra forma de clasificarlos es en carbohidratos simples y complejos.

Los monosacáridos y los disacáridos son **carbohidratos simples.**

Entre los **carbohidratos complejos** hay muchos monosacáridos, que contienen fécula. Los menos feculentos son el brócoli, el calabacín, el tomate y la berenjena. Los más feculentos son las patatas, las judías, el maíz y los garbanzos.

DOS PREGUNTAS Y CUATRO MITOS SOBRE LOS HIDRATOS

1 ¿CUÁLES SON LAS PRINCIPALES FUNCIONES DE LOS HIDRATOS?

- **Son una fuente de energía inmediata.** Por ejemplo, mediante la glucosa. ¿Cómo te has sentido cuando tenías mucha hambre y te has comido un buen plato de macarrones con tomate? Luego verás por qué comerse un plato así no es tan buena idea, por muy satisfactorio que resulte en un principio.
- **Almacenan energía.** La glucosa se almacena en forma de glucógeno en el hígado y en los músculos para ser una fuente de energía que podremos utilizar cuando nuestro cuerpo la necesite. Así que también desempeñan una indispensable labor previsora.
- **Construyen parte de la estructura celular.**
- **Regulan el metabolismo.** Este concepto tiene un capítulo específico, el tercero, pero, hasta que lleguemos a él, te adelanto que los hidratos de carbono ayudan a sintetizar los

aminoácidos y los ácidos grasos y a mantener los niveles de glucosa en sangre lo más estables posible.

- ♥ **Forman ácidos nucleicos como el ARN y el ADN.** Los carbohidratos ribosa y desoxirribosa forman parte de ácidos nucleicos esenciales para la vida, que almacenan y transmiten nuestra información genética.
- ♥ **Aportan beneficios a nuestra salud digestiva.** Algunos hidratos, como los fructooligosacáridos, promueven el crecimiento de bacterias beneficiosas en el intestino.

2 ¿POR QUÉ SON MEJORES LOS HIDRATOS INTEGRALES?

En los cereales integrales, el grano tiene una capa externa conocida con el nombre de salvado, que es muy rica en fibra (la fibra tiene una serie de propiedades saludables que conocerás más a fondo cuando hablemos de la microbiota intestinal, en el capítulo cinco). Para disfrutar al máximo de sus beneficios, los hidratos de carbono deben consumirse enteros e integrales. Estas son algunas de las razones:

- ♥ **Contienen más nutrientes.** Los granos enteros poseen una mayor concentración de vitaminas y minerales, como el magnesio, el hierro y la vitamina E.
- ♥ **Mejoran nuestro perfil cardiovascular.** Los alimentos integrales ejercen una acción positiva sobre nuestra salud cardiovascular, haciendo que se produzca una disminución del colesterol LDL, el llamado *colesterol malo,* y ayudan a que se reduzca nuestra presión arterial.
- ♥ **Sacian más.** Y esto hará, como es obvio, que comamos menos.
- ♥ **Mejoran nuestro tránsito intestinal** y atenúan los picos de insulina.

3 «LOS HIDRATOS ENGORDAN»

Esta idea está arraigadísima, pero es muy matizable. Para mantener un peso saludable es conveniente no abusar de los hidratos de carbono. Sin embargo, el verdadero problema radica en la forma que tenemos de ingerirlos. Cuando se consumen solos, sin proteína (aquí está la clave), causan un pico de insulina, haciendo que nuestro cuerpo los convierta en grasa para normalizar los niveles de glucosa en sangre después de haber llenado los almacenes del hígado y de nuestros músculos en forma de glucógeno. De nuevo, no es tanto el qué, sino el cómo.

4 «ES MEJOR NO COMER HIDRATOS POR LA NOCHE»

Se pueden comer, pero, de nuevo, la respuesta no es tan *simple*. Es mejor consumirlos al mediodía junto con una buena porción de proteína. Debemos recordar que los hidratos de carbono complejos, y más si provienen de cereales integrales, nos proporcionan energía que se libera de manera más lenta. En la cena, es mucho mejor optar por verduras y ensaladas como guarnición de una proteína y no comer verduras y ensaladas solas.

5 «LAS FRUTAS TIENEN DEMASIADA AZÚCAR»

Renunciar a sabores y texturas tan maravillosos como los que nos aportan las frutas de temporada debería ser un crimen. Además, contienen vitaminas, minerales y fibra, claves desde el punto de vista nutricional. No obstante, es cierto que las frutas suelen ser muy ricas en azúcares naturales propios. Por eso siempre es mejor consumirlas enteras y no en zumo. De esta manera, la fibra que contienen atenuará el pico de insulina que provoca en nuestro organismo cuando tomamos la fruta en zumo y el azúcar entra de golpe en nuestro torrente sanguíneo.

6 «LAS DIETAS SIN GLUTEN SON MÁS SANAS»

No es así. El gluten es una proteína que está presente en cereales como el trigo, la cebada, la espelta y el centeno, entre otros. Posee un bajo nivel nutricional y un alto valor tecnológico y es el responsable de la elasticidad, el volumen y la esponjosidad de las masas que cocinamos e ingerimos. Dejar de ingerir gluten así, porque sí, no es un hábito saludable ni los productos sin gluten son más sanos. Solo las personas que son celiacas o sensibles a esta proteína deben eliminarla de su dieta. Y lo que es más: en muchos productos sin gluten se suele añadir grasas y azúcares para lograr una textura similar a los que sí lo contienen.

LAS PROTEÍNAS, EL COMBUSTIBLE IMPRESCINDIBLE

Las proteínas son moléculas formadas por cadenas largas de aminoácidos, sus componentes principales, que cumplen varias tareas fundamentales para nuestro organismo. Existen veinte tipos de aminoácidos que el cuerpo utiliza para construir proteínas y realizar diversas funciones biológicas, todas estas:

❤ **Enzimática.** Al ser catalizadoras de reacciones químicas, las proteínas ayudan a fabricar células nuevas y tejidos.

- ♥ **De transporte.** Mueven por nuestro cuerpo moléculas esenciales, como la hemoglobina.
- ♥ **De defensa,** como los anticuerpos que apoyan la función inmune.
- ♥ **Reguladora,** como las hormonas, ya que muchas de ellas son de naturaleza proteica.

En cuanto a las proteínas, podemos encontrarlas en alimentos de origen animal y vegetal.

- ♥ Para recordar cuáles son **los alimentos proteicos de origen animal,** podemos decir que son aquellos que provienen de todo lo que corre, salta, vuela, nada o tiene ojos. Es decir, carne, pescado, aves, huevos y lácteos.
- ♥ **Las proteínas de origen vegetal** se encuentran en legumbres, cereales, verduras, frutos secos y semillas, y tienen menos cantidad de aminoácidos esenciales que las anteriores.

Además de por su origen vegetal o animal, la clasificación de las proteínas puede hacerse en función de los aminoácidos que las componen, que pueden ser:

- ♥ **Aminoácidos esenciales.** Son aquellos que el cuerpo no puede fabricar y que debemos conseguir de una fuente externa. Así pues, los comemos o... los comemos. Uno de ellos es el triptófano, fundamental para la fabricación de la serotonina, el neurotransmisor apodado *la hormona de la felicidad* y que se fabrica en un 95 % en nuestro intestino gracias a la microbiota. Los demás son la fenilalanina, la valina, la treonina, la isoleucina, la metionina, la leucina, la lisina y la histidina.
- ♥ **Aminoácidos no esenciales.** Son aquellos que nuestro cuerpo sí puede fabricar. Son la alanina, la arginina, la asparagina, el ácido aspártico, la cisteína, el ácido glutámico, la glutamina, la glicina, la prolina, la serina y la tirosina.

También existen proteínas de alta y baja calidad o completas e incompletas. Por ejemplo, los huevos tienen un valor biológico del 100 % y son lo más proteico del mundo, sirviendo como baremo para otros alimentos. De hecho, el huevo no solo es una excelente fuente de proteínas de alta calidad, sino también un alimento bajo en calorías y rico en vitaminas y minerales esenciales, como la vitamina A, las del grupo B, el hierro, el potasio y el magnesio.

CINCO MITOS SOBRE LAS PROTEÍNAS

1 «TODAS LAS PROTEÍNAS VEGETALES SON INCOMPLETAS»

Muchas proteínas vegetales son incompletas, pero si las combinamos entre ellas podremos obtener una proteína completa, es decir, aquella que nos aportará todos los aminoácidos que nuestro cuerpo no puede fabricar. Muchas de nuestras madres o abuelas combinan un buen plato de lentejas con arroz hervido. Ingerir proteínas de esta manera es todo un acierto: la lenteja tiene un alto contenido en lisina, pero bajo en metionina y cisteína, mientras que el arroz es bajo en lisina, pero alto en metionina y cisteína.

Siguiendo con el ejemplo de las lentejas con arroz, el plato contiene todos los aminoácidos esenciales, pero en concentraciones muy bajas si lo comparamos con una proteína animal. Las lentejas nos aportan alrededor de 7 g de proteína por cada 100 g cocidos, y el arroz, 3 g, mientras que 100 g de carne de ternera cocida nos proporcionan unos 30 g de proteína.

A continuación, y para desmentir totalmente este mito, te doy una lista de proteínas vegetales que están encantadas de conocerse y de compartir receta. Suma estos ingredientes y tu cuerpo lo agradecerá.

Las mejores parejas
de proteínas vegetales

Lentejas + arroz

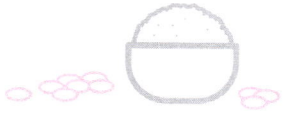

Las lentejas son ricas en lisina, pero bajas en metionina y cisteína. El arroz complementa esta deficiencia. Este plato asegura una ingesta equilibrada de todos los aminoácidos esenciales.

Garbanzos + trigo (pan, pasta)

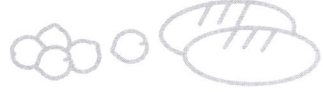

Los garbanzos son ricos en lisina y el trigo es rico en metionina; juntos forman una proteína completa. Por ejemplo, el hummus con pan pita de trigo forma una proteína completa.

Alubias + maíz (tortillas, maíz cocido)

Las alubias son altas en lisira y bajas en metionina, mientras que el maíz complementa esta deficiencia.

Tofu + arroz integral

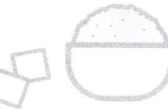

El tofu es una buena fuente de lisina y el arroz integral aporta metionina y cisteína.

Avena + nueces y semillas

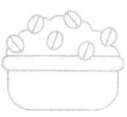

La avena es baja en lisina, mientras que las nueces y semillas (como las almendras o semillas de girasol) pueden complementar esta deficiencia.

Cebada + guisantes

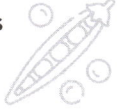

La cebada y los guisantes juntos proporcionan un perfil de aminoácidos más completo.

Trigo sarraceno + legumbres 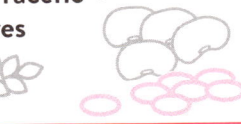	El trigo sarraceno es relativamente alto en lisina y puede complementar las legumbres que son bajas en metionina.
Avena + frutos secos 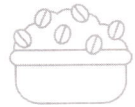 	La avena combinada con frutos secos como las almendras puede ofrecer una proteína más completa. Un desayuno saludable: la combinación de avena con almendras y semillas.
Mijo + lentejas  	El mijo es rico en metionina, pero bajo en lisina, lo que lo hace perfecto para combinar con lentejas.

2 «NECESITAS SUPLEMENTOS DE PROTEÍNAS PARA GANAR MÚSCULO»

Los suplementos de proteínas se pueden utilizar para completar la dosis diaria cuando no la alcanzamos con la dieta, algo que puede suceder en el caso de los deportistas y de las personas más mayores. Con la edad, suelen aparecer problemas con la dentición y tendemos a comer más alimentos blandos, como cremas de verduras, yogures, fruta... Esto causa, en muchos casos, un déficit de proteína. Una buena solución es añadir a esa crema de verduras un cacito de proteína de guisante, de cáñamo o de suero de leche. Así que, respondiendo al mito: los suplementos de proteína solo se hacen necesarios si realmente no obtenemos esas proteínas de lo que comemos.

3 «LA PROTEÍNA EN POLVO ES ARTIFICIAL Y MENOS EFECTIVA QUE LA NATURAL»

No es así. La proteína en polvo se fabrica a partir de fuentes naturales como la soja, el guisante o el suero de leche, y es igual de efectiva que la proteína natural e ideal para complementar la dieta de aquellas personas que lo necesiten.

4 «LA PROTEÍNA DEBE SER CONSUMIDA INMEDIATAMENTE DESPUÉS DEL EJERCICIO PARA QUE SEA EFECTIVA»

Cuando tomamos proteína después de hacer ejercicio ayudamos a la recuperación del músculo que ha trabajado y a su crecimiento; por eso vemos en los gimnasios a mucha gente que toma un batido justo después de entrenar. De hecho, beberse un batido de proteína de suero de leche después de hacer ejercicios de fuerza es una buena opción, porque esta proteína es rica en aminoácidos ramificados y nuestro organismo la digiere y la absorbe bien. También ingerir proteína tras practicar deporte mejorará nuestra densidad ósea. Ahora bien, por supuesto, no es imprescindible hacer ejercicio para poder ingerir proteína; imagínate que cada vez que quisiéramos comernos un filete y aprovechar sus beneficios nutricionales tuviéramos que ir al gimnasio a darlo todo en las máquinas...

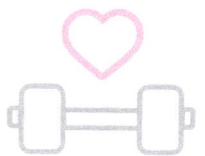

5 «NO SE PUEDE COMER UN HUEVO AL DÍA»

Existen muchas creencias populares sobre la cantidad de huevos que se pueden consumir al día o a la semana, casi siempre más restrictivas de lo que la ciencia indica. Tradicionalmente, se ha limitado el consumo de huevos por su supuesta relación con el colesterol LDL o colesterol malo, la hipertensión, la diabetes y los problemas hepáticos. Sin embargo, consumir más de dos huevos al día no incrementa los niveles de colesterol malo en la sangre. De hecho, comer tres huevos diarios podría mejorar el perfil cardiovascular, aumentando el colesterol HDL, el *bueno*, y reduciendo la resistencia a la insulina y los triglicéridos. Dicho lo cual, no se trata de que a partir de ahora nos zampemos seis huevos para cenar, sino de saber que comerse uno al día como costumbre al desayunar o aumentar su consumo puntualmente no va a acarrearnos problemas. Eso sí, a pesar de los beneficios de este alimento, es importante mantener una dieta variada y equilibrada, sin excesos.

LAS GRASAS Y EL MISTERIO DE DISTINGUIR LAS BUENAS DE LAS MALAS

Este nutriente tiene mala fama y, para ser justos, es algo inmerecida. Las grasas también son fundamentales para el buen funcionamiento de nuestro organismo, al aportarnos ácidos grasos esenciales. ¿Qué le pasaría al cuerpo si no consumiéramos nada de grasa? Las personas lipofóbicas, aquellas que las evitan por completo, corren el riesgo de padecer diversos problemas de salud. Porque las grasas, como ya hemos visto, no solo son otra fuente importante de energía. Si las eliminamos de nuestra vida podemos sufrir:

- ♥ **Deficiencias nutricionales.** Las grasas son necesarias para la absorción de vitaminas liposolubles como las A, D, E y K. Desarrollar deficiencias en estas vitaminas puede llevarnos a experimentar:

  - → **Falta de vitamina A:** problemas de visión y mayor susceptibilidad a infecciones.
  - → **Falta de vitamina D:** huesos débiles o enfermedades como el raquitismo en niños y la osteomalacia en adultos.
  - → **Falta de vitamina E:** problemas neurológicos y debilidad muscular.
  - → **Falta de vitamina K:** problemas de coagulación sanguínea.

- ♥ **Desequilibrios hormonales.** Las grasas son esenciales para la producción de hormonas. Sin suficiente grasa en la dieta, podríamos tener desequilibrios hormonales en:

  - → **El ciclo menstrual.** Irregularidades o incluso la ausencia de menstruación.
  - → **Las hormonas del estrés.** Aumento de los niveles de cortisol, lo que puede llevar a una mayor sensación de estrés y ansiedad.
  - → **Las hormonas sexuales.** Disminución de la libido y problemas de fertilidad.

- ♥ **Sistema inmunológico comprometido.** Sin grasas, nuestro sistema inmunológico puede debilitarse, haciéndonos más susceptibles a infecciones y enfermedades. También tendremos la piel seca y escamosa (por falta de hidratación y protección de la barrera cutánea) y el cabello débil y quebradizo.
- ♥ **Energía insuficiente.** Sin ellas, podemos sentirnos fatigados y tener menos energía para realizar actividades diarias. Además, las grasas ayudan a mantener una sensación de sacie-

dad después de las comidas, por lo que, si las suprimimos, podemos sentirnos más hambrientos y eso hará que nos cueste más controlar el peso.

- ♥ **Problemas cognitivos.** Las grasas, especialmente los ácidos grasos omega 3, son cruciales para la salud cerebral. Una dieta sin grasas puede acarrear problemas de concentración, memoria y disminución de la función cognitiva general.
- ♥ **Trastornos digestivos.** Las grasas ayudan a la digestión y a la absorción de nutrientes. Sin ellas, también puede aparecer el estreñimiento.

Espero haberte convencido. Ahora bien, esto no significa que tengamos vía libre para consumir grasas sin temer consecuencias negativas. Porque el exceso de grasa implica un aumento de peso, enfermedades cardiovasculares y una mayor inflamación. «¿En qué quedamos, entonces?», pensarás. En nutrición no todo es blanco o negro, también nos encantan los grises. Lo más importante es saber distinguir entre las grasas buenas y las malas (vamos a ello ahora mismo), además de entender que, aunque ciertos tipos de grasas son beneficiosos, el exceso de cualquier nutriente puede ser perjudicial.

GRASAS QUE SÍ Y GRASAS QUE NO

Podemos clasificar las grasas alimenticias en saturadas e insaturadas. Dentro de las insaturadas podemos distinguir las monoinsaturadas y las poliinsaturadas. Os explico en qué se diferencian.

- ♥ **Saturadas.** Se trata de grasas que suelen ser sólidas a temperatura ambiente. Se encuentran en alimentos de origen animal, como las carnes, la mantequilla y el queso, y en algunos aceites vegetales, como el de coco y el de palma. Un consumo elevado de estas grasas está relacionado con enfermedades cardiovasculares. Así que no debemos abusar de ellas.

- ♥ **Monoinsaturadas.** Son líquidas a temperatura ambiente y estables al utilizarse en la cocina. El más importante es el ácido oleico, fundamental en nuestra cultura mediterránea, ya que lo encontramos en el aceite de oliva, el aguacate, los frutos secos y las semillas. Su consumo está asociado a una mejor salud cardiovascular y un menor riesgo de padecer diabetes tipo 2.
- ♥ **Poliinsaturadas.** En este grupo se incluyen los ácidos grasos omega 3 y omega 6. Las encontramos en los pescados azules, las nueces, las semillas de lino y el aceite de girasol. El omega 3 es crucial para una buena salud cardiovascular y cerebral y juega un papel fundamental en la lucha contra la inflamación, como veremos dentro de unas pocas páginas.

Mención aparte merecen dos tipos de grasas que gozan de un consumo excesivo en nuestra sociedad: las grasas trans y las grasas hidrogenadas.

- ♥ **Grasas trans.** Se encuentran de manera natural y en una pequeña proporción en alimentos de origen animal, como la carne o los productos lácteos. Aunque, cuando se habla de las grasas trans, el papel de la industria alimentaria es clave: las genera de manera artificial mediante un proceso de hidrogenación porque proporcionan a los alimentos un mayor tiempo de consumo, ayudan a crear texturas más cremosas y crujientes y son más baratas. Se encuentran en las margarinas y la bollería industrial.
- ♥ **Grasas hidrogenadas.** Son producidas de forma artificial y sólidas a temperatura ambiente. Con ellas también se mejora la textura de los alimentos y se alarga su fecha de caducidad. Todas estas grasas tienen un impacto muy negativo sobre nuestra salud cardiovascular, contribuyen a aumentar la inflamación, y su consumo está relacionado con la mayor prevalencia de diabetes tipo 2.

Toma nota

Las grasas son esenciales, pero deben consumirse con moderación. Incluso las grasas saludables pueden contribuir al aumento de peso si no controlamos las porciones. Las grasas contienen 9 kcal por gramo, así que es importante tener cuidado a la hora de ingerirlas.

CINCO MITOS SOBRE LAS GRASAS

1 «TODAS LAS GRASAS SON MALAS»

Como ya has visto por la clasificación previa, esto no es cierto. Tenemos que buscar que nuestra alimentación nos aporte la cantidad necesaria de grasas insaturadas, pero tampoco podemos comer tantas grasas buenas como queramos.

Voy a contarte algo de cada uno de estos ingredientes para que lo veas más claro:

♥ **El aguacate saludable.** Cuando yo era pequeña, ¡no comíamos aguacate! Hoy, algunas personas, al descubrir los beneficios del aguacate, añaden uno en cada comida. Aunque contiene grasas saludables, es muy calórico. Cada aguacate tiene aproximadamente 240 kcal y 22 g de grasa. Si lo tomamos sin reparar en la cantidad, pronto nuestra ingesta calórica diaria aumentará considerablemente sin que nos demos cuenta.

Moraleja: un aguacate al día puede ser saludable (aunque no necesitamos comerlo a diario), pero podría contribuir al aumento de peso. Así que no sientas tanta envidia cuando veas a alguien en redes que les pone aguacate a todos los platos bonitos que publica.

♥ **El milagroso aceite de oliva.** Los beneficios de la dieta mediterránea, con el aceite de oliva como uno de los ingredientes estrella, son bien conocidos. Hay quien utiliza el aceite de oliva en todas sus comidas pensando que es una grasa milagrosa. «Si es bueno para el corazón, ¿por qué limitarlo?», me ha dicho algún paciente. El aceite de oliva es saludable, pero sigue teniendo 9 kcal por gramo.

Moraleja: una cucharada de aceite de oliva tiene aproximadamente 120 kilocalorías. Usarlo con moderación es clave: dos cucharadas al día en ensaladas y comidas.

♥ **Los energéticos frutos secos.** Tuve un paciente que llevaba una bolsa de almendras a todas partes para picar constantemente entre comidas. Le encantaban. Son una excelente fuente de grasas saludables, proteínas y fibra. Aunque este fruto seco sea saludable, también es denso en calorías: un puñado (unos 30 gramos) contiene alrededor de 180 kilocalorías y 15 gramos de grasa. ¿Qué le aconsejé? Que pensase en los frutos secos como una golosina, para que disfrutase de ellos en pequeñas cantidades.

2 «ES MUCHO MEJOR ELIMINAR LAS GRASAS POR COMPLETO DE LA DIETA»

Como ya os he explicado antes, desterrar por completo la grasa de nuestra dieta es un gran error que nos puede acarrear problemas serios de salud. Tenemos que apostar por una dieta que contenga el aporte necesario de grasas monoinsaturadas y poliinsaturadas, y limitar el uso de grasas saturadas y trans.

3 «LAS GRASAS TRANS NATURALES SON IGUAL DE MALAS QUE LAS AÑADIDAS»

No es así. Las grasas trans que hallamos en pequeñas proporciones de manera natural en, por ejemplo, los productos lácteos no tienen el mismo efecto que las que se encuentran en alimentos procesados. Estos últimos sí tienen un efecto muy negativo sobre la salud. Lo que sí es cierto es que debemos consumir las naturales igualmente en cantidades moderadas.

4 «LAS PERSONAS CON DOLENCIAS CARDIACAS NO PUEDEN COMER GRASAS»

Esta afirmación no es correcta. Las personas con alguna dolencia cardiovascular deben evitar las grasas saturadas y las grasas trans en proporciones elevadas y consumir aquellas que van a mejorar su salud, como las insaturadas. O sea, tendrán que empezar a olvidarse de comer tanta comida procesada, pero podrán tomar aceite de oliva (con moderación).

5 «LOS ALIMENTOS *LIGHT* O BAJOS EN GRASAS SON SIEMPRE MÁS SANOS»

Muchos alimentos bajos en grasa pueden contener grandes cantidades de azúcar y aditivos para conseguir una textura más apetecible.

No es muy recomendable emocionarse al encontrar una variedad de productos *light* en el supermercado ni comenzar a usarlos generosamente pensando que no tendrán un impacto en la ingesta calórica. *Light* no significa 'sin calorías'. Estos productos pueden tener un poco menos de grasa, pero siguen aportando una cantidad significativa de calorías.

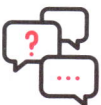

La verdad de la etiqueta *light*

En la industria alimentaria, un producto puede etiquetarse como *light* o *bajo en grasa* si cumple ciertos requisitos. Para ser considerado *light,* un alimento debe tener al menos un 30 % menos de calorías o un 50 % menos de grasa que el producto original. Por otro lado, un producto bajo en grasa debe contener 3 gramos o menos de grasa por porción. Es crucial que sepamos entender las etiquetas nutricionales y que sepamos que *light* no significa sin calorías ni sin grasas. De nuevo, moderación. Nada de venirse arriba con las salsas bajas en grasa o con las patatas fritas de bolsa con un *light* en el envase.

Ah, y otra cosa. En muchos casos, este tipo de productos contienen aditivos y edulcorantes artificiales y otros ingredientes no saludables. Los edulcorantes artificiales pueden dañar nuestra microbiota.

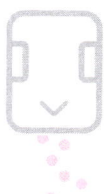

El caso de Mónica
Cuando la falta de grasa es el problema

Mónica era una mujer joven que vino a mi consulta después de años de evitar completamente las grasas en su dieta. Estaba convencida de que las grasas eran perjudiciales y se había acostumbrado a una dieta extremadamente baja en este nutriente. Sin embargo, desde hacía un tiempo, Mónica sufría varios problemas de salud. Su piel se había vuelto muy seca y escamosa, a menudo con picazón. Su cabello estaba débil, quebradizo y sin brillo, y comenzó a caerse más de lo normal. Además, se sentía constantemente fatigada y tenía problemas de concentración. También había notado irregularidades en su ciclo menstrual y una sensación general de debilidad.

Al revisar su alimentación, quedó claro que la falta de grasas estaba afectando su salud a múltiples niveles. Al principio no fue fácil reintroducir las grasas saludables en su dieta, porque hacía años que las había desterrado, así que lo hicimos gradualmente con alimentos como aguacate, aceite de oliva, frutos secos y pescados grasos. Después de algunas semanas, el cambio fue notable. Mónica comenzó a notar mejoras significativas en su piel, cabello y energía general. Sus problemas de concentración disminuyeron y su ciclo menstrual se regularizó.

Es importante entender que las grasas no son enemigas, sino componentes esenciales de una dieta equilibrada y saludable. En lugar de eliminarlas todas, es más beneficioso enfocarse en consumir grasas saludables en cantidades adecuadas. Las grasas contienen 9 kcal por gramo, así que es importante tener cuidado a la hora de ingerirlas y disfrutarlas.

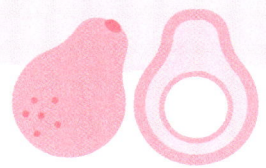

LAS VITAMINAS, LA ESENCIA DE LA VIDA

Las vitaminas son compuestos químicos orgánicos, sustancias que contienen carbono, hidrógeno y oxígeno, que son los elementos esenciales para la vida y para el correcto funcionamiento de nuestro cuerpo. En la mayoría de los casos tenemos que obtenerlas a través de la alimentación, ya que nuestro organismo no es capaz de producirlas por sí solo en las cantidades necesarias.

Se clasifican en dos grandes grupos atendiendo a su composición química: vitaminas liposolubles, aquellas que se disuelven en grasas, y vitaminas hidrosolubles, las que se disuelven en agua.

Las vitaminas liposolubles, al disolverse en grasas, se almacenan en los tejidos grasos del cuerpo. Son estas:

- ♥ **Vitamina A.** Se encuentra de dos formas principales: retinoides (formas activas de la vitamina A) y carotenoides (precursores de la vitamina A). Los retinoides se hallan en alimentos de origen animal, mientras que los carotenoides están en los alimentos de origen vegetal. ¿Por qué es tan importante? La vitamina A es esencial para la visión y el sistema inmunológico. También es crucial para el buen funcionamiento del corazón, los pulmones y los riñones. Tomada en exceso puede producir dolores de cabeza, náuseas y visión borrosa.

  ¿Dónde la encontramos? En el hígado, los productos lácteos, los pescados grasos, las espinas, el huevo, la zanahoria, las verduras de hoja verde, el boniato, el mango, la papaya...

- ♥ **Vitamina D.** Es crucial para la absorción del calcio y el fósforo y juega un papel muy importante para el buen funcionamiento de nuestro sistema inmune. Entre el 80 y el 90 % de esta vitamina se genera por la exposición al sol (de ahí que quince minutos de sol diarios sean fantásticos) y tan solo entre un 10 y un 20 % se obtiene de la dieta.

¿Dónde la encontramos? En el hígado de bacalao, los pescados azules y, en menor proporción, en la yema de huevo y el hígado de ternera.

♥ **Vitamina E.** Se trata de un potente antioxidante que nos ayuda a proteger las células del daño producido por los radicales libres.

¿Dónde la encontramos? En aceites vegetales, nueces, espinacas y brócoli.

♥ **Vitamina K.** Es imprescindible para la coagulación de la sangre y la salud ósea.

¿Dónde la encontramos? En vegetales de hoja verde como la espinaca, el brócoli, la acelga y las coles de Bruselas.

Las hidrosolubles, como hemos comentado, son aquellas que se disuelven en el agua, y no se almacenan en grandes cantidades en el cuerpo.

♥ **Vitamina C.** También conocida como ácido ascórbico, tiene una función antioxidante importante para el crecimiento y la reparación de los tejidos y ayuda al buen funcionamiento del sistema inmune y a absorber el hierro de los alimentos de origen vegetal.

¿Dónde la encontramos? De manera abundante en las frutas cítricas (naranja, kiwi, limón...), las fresas, el pimiento, el brócoli y otras verduras de hoja verde.

♥ **Vitaminas del grupo B.** Son esenciales para la producción de energía, el metabolismo de los nutrientes, la salud del sistema nervioso, la formación de glóbulos rojos y el mantenimiento de la piel y de los ojos.

¿Dónde las encontramos? En las carnes de cerdo, pollo, pavo y ternera, pescados como el atún y el salmón, mariscos, verduras de hoja verde, legumbres, frutos secos, semillas, cereales integrales y huevos, entre otros alimentos, porque las vitaminas de este grupo son muchísimas.

En esta tabla puedes consultar las cantidades diarias recomendadas (CDR) de vitaminas, dónde hallarlas y ejemplos prácticos para su ingesta.

Vitamina	CDR	Fuentes principales	Ejemplo práctico
A	700-900 mg	Zanahorias, boniatos, espinacas, hígado	1 zanahoria grande (200 g) contiene 833 mg
D	15-20 mg	Pescados grasos, huevos, leche fortificada	100 g de salmón contienen 16 mg
E	15 mg	Aceites vegetales, nueces, semillas	30 g de almendras proporcionan 7,3 mg
K	90-120 mg	Vegetales de hoja verde, brócoli	100 g de espinacas cocidas contienen 483 mg
C	75-90 mg	Frutas cítricas, fresas, pimientos	1 pimiento rojo crudo (150 g) contiene 190 mg
B1	1,1-1,2 mg	Cereales integrales, legumbres, carne de cerdo	100 g de cerdo magro contienen 0,9 mg
B2	1,1-1,3 mg	Productos lácteos, huevos, almendras	1 vaso de leche (250 ml) contiene 0,4 mg

B3	14-16 mg	Carne de pollo, atún, cacahuetes	100 g de pechuga de pollo contienen 14,8 mg
B6	1,3-1,7 mg	Garbanzos, pescado, patatas	1 taza de garbanzos cocidos (164 g) contiene 1,1 mg
B12	2,4 mg	Pescado, carne, productos lácteos	100 g de trucha contienen 4,5 mg

LOS RIESGOS DEL CONSUMO EXCESIVO DE VITAMINAS

Me llamarás aburrida, pero, de nuevo, en la moderación casi siempre está la medida perfecta. Y en las vitaminas también se cumple esta estupenda premisa. El consumo excesivo de este micronutriente, lo que se conoce como *hipervitaminosis*, puede tener serias consecuencias en nuestra salud. En este sentido, también es importante distinguir entre vitaminas liposolubles e hidrosolubles, ya que los riesgos y los mecanismos de toxicidad varían entre ellas.

SI TOMAMOS DEMASIADAS VITAMINAS LIPOSOLUBLES (A, D, E, K)

Las vitaminas liposolubles se almacenan en el hígado y los tejidos grasos, lo que facilita su acumulación y potencial toxicidad cuando se consumen en exceso.

- ❤ **Vitamina A (retinol).** Su exceso puede provocar náuseas, dolores de cabeza, fatiga, mareos, visión borrosa y, en casos graves, daño hepático.
- ❤ **Vitamina D (calciferol).** La hipervitaminosis D puede causar hipercalcemia, lo que lleva a la calcificación de los tejidos blandos, daños en los riñones, huesos y corazón, así como problemas gastrointestinales.
- ❤ **Vitamina E (tocoferol).** Demasiada vitamina E puede interferir con la coagulación sanguínea y aumentar el riesgo de hemorragias.
- ❤ **Vitamina K.** Aunque rara, la toxicidad de la vitamina K puede afectar la coagulación sanguínea y provocar daños en el hígado.

SI TOMAMOS DEMASIADAS VITAMINAS HIDROSOLUBLES (B Y C)

Las vitaminas hidrosolubles, al no almacenarse en grandes cantidades en el cuerpo, conllevan un menor riesgo de toxicidad.

- ❤ **Vitamina C (ácido ascórbico).** En dosis muy altas, puede causar diarrea, náuseas, calambres abdominales y cálculos renales.
- ❤ **Vitamina B6 (piridoxina).** El consumo excesivo puede provocar daño neurológico, con síntomas como entumecimiento y dificultad para coordinar movimientos.
- ❤ **Vitamina B3 (niacina).** Altas dosis pueden causar enrojecimiento de la piel, picazón, problemas hepáticos y, en casos graves, úlceras gástricas.
- ❤ **Vitamina B12 (cobalamina).** Aunque su toxicidad es rara debido a su baja absorción, el consumo excesivo cuando se suministra mediante inyecciones podría causar acné y rosácea.

Factores que contribuyen a la hipervitaminosis

♥ **Suplementación innecesaria.** El uso excesivo de suplementos vitamínicos es la causa más común de hipervitaminosis. Hemos de ser especialmente cuidadosos a la hora de seguir modas de salud. No hay que olvidar que, de entrada, una buena dieta ya debería proporcionarnos la dosis necesaria de vitaminas.

♥ **Alimentación desequilibrada.** Las dietas extremadamente restrictivas o desequilibradas pueden llevar a una suplementación excesiva, aumentando el riesgo de toxicidad. Otra cosa es que esa dieta esté pautada por un especialista, pero, en ese caso, también el uso de suplementos lo estará.

♥ **Uso de medicamentos.** Algunos fármacos pueden interferir en la absorción y el metabolismo de las vitaminas, potenciando la posible toxicidad.

Es fundamental ser conscientes de que tanto la deficiencia como el exceso de vitaminas pueden ser perjudiciales. Seguir una buena alimentación y la supervisión médica a la hora de utilizar los suplementos nos ayudará a evitar pasarnos.

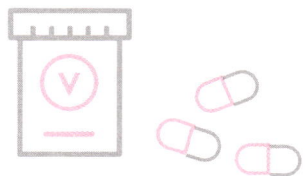

LOS MINERALES, LOS ACTORES SECUNDARIOS QUE PIDEN PASO

Los minerales son elementos inorgánicos que se encuentran en la naturaleza y no pueden ser sintetizados por el cuerpo humano. Se hallan presentes en el suelo y en el agua y son absorbidos por las plantas y consumidos por los animales. Así que llegan a nosotros a través de la alimentación.

¿De dónde obtenemos la cantidad necesaria de minerales?

- ♥ **Frutas y verduras.** Las plantas consiguen los minerales del suelo y los acumulan en sus tejidos. Eso explica que, por ejemplo, las espinacas sean ricas en calcio.
- ♥ **Granos y legumbres.** Los granos enteros y las legumbres son fuentes importantes de minerales como el zinc, el magnesio y el hierro.
- ♥ **Alimentos de origen animal.** Los animales que consumimos en nuestra dieta obtienen los minerales de su alimentación al ingerir la carne de otros animales y plantas y beber agua. Por eso los lácteos son una fuente de calcio, y los alimentos de origen animal, de vitaminas como la B12.
- ♥ **Agua,** que nos puede aportar calcio, magnesio...
- ♥ **Suplementos.** En algunos momentos podemos necesitar aportar a nuestra dieta suplementos de yodo, calcio, magnesio, hierro, etcétera.

Minerales	Dónde encontrarlos	Funciones
Calcio	Productos lácteos (leche, queso, yogur), verduras de hoja verde (espinacas, kale), tofu fortificado y almendras	Formación y mantenimiento de huesos y dientes, contracción muscular y transmisión nerviosa
Hierro	Carnes rojas, hígado, legumbres (lentejas, alubias), espinacas y cereales fortificados	Transporte de oxígeno en la sangre (componente de la hemoglobina) y función inmune
Magnesio	Frutos secos (almendras, nueces), semillas, espinacas, cereales integrales y legumbres	Participa en más de trescientas reacciones enzimáticas, síntesis de proteínas y la función muscular y nerviosa
Zinc	Carne (ternera, cerdo), mariscos (ostras), legumbres, nueces y cereales integrales	Cicatrización de heridas, síntesis de ADN y proteínas y función inmune
Potasio	Plátanos, champiñones, naranjas, patatas, espinacas y aguacates	Regulación del balance de líquidos, función nerviosa, contracción muscular y control de la presión arterial
Yodo	Sal yodada, mariscos, productos lácteos y algas marinas	Producción de hormonas tiroideas y regulación del metabolismo
Selenio	Nueces de Brasil, mariscos, carnes y cereales integrales	Protección antioxidante, función inmune y metabolismo de la tiroides

Antes de seguir, me gustaría centrarme en un mineral que suele generar algunas dudas a la hora de ingerirlo: el hierro.

NI TODO EL HIERRO ES IGUAL...
NI SE ABSORBE DE LA MISMA MANERA

El hierro lo podemos encontrar tanto en alimentos de origen animal como vegetal, pero de manera diferente. El hierro de origen animal se encuentra como hierro hemo Fe^{2+} y su absorción es mayor, entre el 20 y el 30 %, pero el hierro no hemo (Fe^{3+}), que viene de los alimentos de origen vegetal, se absorbe alrededor de un 10 % debido a la presencia de otras sustancias como fitatos, oxalatos y calcio. Para ser absorbido de manera correcta, tendrá que reducirse a Fe^{2+}. Por ejemplo, si os tomáis un plato de lentejas, que son ricas en hierro no hemo, os recomiendo añadir un chorrito de vinagre o consumir una naranja de postre, ya que el ácido ascórbico (la vitamina C) y otros ácidos orgánicos presentes en estos alimentos reducirán el hierro no hemo a hierro hemo.

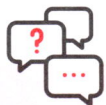

Ejemplo
de desayuno prohierro

- ❤ Una rebanada de pan integral con una tortilla de espinacas
- ❤ Un kiwi
- ❤ Un café solo o con bebida vegetal

De esta manera, absorberás todo el hierro que te aportan el pan integral, la espinaca y el huevo. Este sería un buen momento para tomar tu suplemento de hierro, ya que no interaccionará con el calcio. A media mañana, como mínimo dos horas después de haber tomado el suplemento, puedes disfrutar de un lácteo en forma de yogur o queso fresco.

Los productos lácteos contienen calcio, el cual puede unirse al hierro en el tracto gastrointestinal y reducir su absorción. Por lo tanto, es recomendable tomar los suplementos de hierro con agua o una fruta cítrica, que son ricas en vitamina C, y evitar el consumo de lácteos al mismo tiempo.

LAS PEORES PAREJAS DE VITAMINAS Y MINERALES

Existen ciertas combinaciones de vitaminas y minerales que, al tomarse a la vez, pueden disminuir su absorción e incluso tener efectos negativos para nuestro organismo. Atentos a estas parejas indeseables:

♥ **Calcio + hierro.** Como ya hemos dicho antes, el calcio puede inhibir la absorción del hierro no hemo Fe^{3+}, que es el que se encuentra en los suplementos y en los alimentos de origen vegetal. Esto se debe a que el calcio y el hierro compiten a la hora de ser absorbidos por el intestino.

- ❤ **Magnesio + calcio.** El calcio y el magnesio también compiten por la absorción en el intestino, lo que significa que una alta ingesta de uno puede contrarrestar la absorción del otro. Para evitar esta competencia, deberíamos tomar los suplementos de calcio y magnesio en diferentes momentos del día. Por ejemplo, el magnesio por la mañana y el calcio por la noche.
- ❤ **Vitamina C + vitamina B12.** Altas dosis de vitamina C pueden degradar la vitamina B12 en el tracto digestivo. Se recomienda tomarlas a distintas horas del día.
- ❤ **Hierro + zinc.** Ambos minerales pueden competir por su absorción en el intestino. Lo recomendable es tomarlos por separado, en un intervalo de entre dos y cuatro horas, y acompañar la toma de los dos minerales con alimento.
- ❤ **Vitamina E + vitamina K2.** Altas dosis de vitamina E pueden interferir con la función de la vitamina K, que juega un papel importantísimo en la coagulación de la sangre.

GUÍA MAESTRA DE SUPLEMENTACIÓN ESENCIAL

Hay cuatro vitaminas y minerales que para mí son, en lo que a suplementos respecta, los más importantes. Son la vitamina B12, el magnesio, el omega 3 y la vitamina D. En estas páginas encontrarás todo lo que hay que saber para ingerirlos correctamente y sacarles el máximo partido.

VITAMINA B12

La vitamina B12 (cobalamina) es una vitamina esencial para nuestro organismo y nunca debe faltar en nuestra dieta. Si no consumimos alimentos de origen animal porque seguimos, por ejemplo, una dieta vegana, tendremos que suplementarnos con esta vitamina sí o sí. Juega un papel muy importante en la formación de los glóbulos rojos y en la síntesis de ADN y es imprescindible para tener una buena función neurológica. De hecho, los daños producidos por la falta de vitamina B12 son, en muchos casos, irreversibles.

La encontramos en la carne (hígado, ternera), el pescado y los mariscos (salmón, almejas), los lácteos y los huevos. También en alimentos enriquecidos, como batidos de soja o cereales de desayuno.

Para aquellas personas que no consuman proteína de origen animal, sería recomendable tomar diariamente un suplemento que contenga por lo menos 10 microgramos en monodosis, o 1 microgramo en tres tomas repartidas a lo largo del día, separadas por varias horas.

MAGNESIO

El magnesio es un mineral imprescindible que participa en más de trescientas reacciones en nuestro organismo. Dentro de sus funciones podemos destacar las siguientes:

- ♥ Ayuda al funcionamiento correcto de los músculos y los nervios.
- ♥ Juega un papel importante en nuestro sistema inmune.
- ♥ Ayuda a los huesos a mantenerse fuertes.
- ♥ Contribuye a la formación de nuestro material genético ADN.
- ♥ Favorece el control de la presión arterial.
- ♥ Interviene en las contracciones del corazón.
- ♥ Regula los niveles de glucosa en sangre.

¿QUÉ CANTIDAD DE MAGNESIO NECESITAMOS AL DÍA?

Las necesidades de magnesio varían entre hombres y mujeres y en función de la etapa vital en la que nos encontremos. Así, los hombres necesitan más magnesio debido a su mayor masa muscular, mientras que las mujeres debemos incrementar su aporte durante la adolescencia y el embarazo.

Necesidad de magnesio diaria

- ♥ Mujeres: 310-320 mg
- ♥ Hombres: 400-420 mg
- ♥ Embarazadas: 350-360 mg
- ♥ Adolescentes hombres: 410 mg
- ♥ Adolescentes mujeres: 360 mg

¿EN QUÉ ALIMENTOS PODEMOS ENCONTRAR EL MAGNESIO?

- ♥ **Frutos secos:** almendras, anacardos, nueces, semillas de chía, pipas de girasol, pipas de calabaza.
- ♥ **Legumbres:** garbanzos, lentejas, soja.
- ♥ **Verduras de hoja verde:** espinacas, acelgas, repollo, brócoli, judías verdes...
- ♥ **Cereales integrales:** arroz integral, avena, quinoa, trigo sarraceno.
- ♥ **Frutas:** plátano, higo, aguacate. Por cierto, quizás pienses que el plátano aporta una alta cantidad de magnesio (27 mg cada 100 g), pero es mayor en el higo (68 mg cada 100 g).
- ♥ **Pescados azules:** salmón, caballa, atún, sardina...

- ♥ **Productos lácteos,** como la leche y el yogur.
- ♥ **Chocolate** con más de un 70 % de cacao.

¿QUÉ NOS PUEDE HACER SOSPECHAR QUE TENEMOS UN DÉFICIT DE MAGNESIO?

- ♥ Tener calambres musculares o espasmos de manera frecuente.
- ♥ Tener problemas para dormir.
- ♥ Sufrir de blefaroespasmo (palpitaciones en el ojo) con frecuencia.
- ♥ Sentir cansancio o fatiga sin un motivo aparente.
- ♥ Tener cambios en el estado de ánimo, como ansiedad, irritabilidad o depresión.
- ♥ Sufrir dolores de cabeza o migrañas.
- ♥ Padecer estreñimiento.
- ♥ Tener palpitaciones.
- ♥ Notar debilidad o temblor en alguna parte de tu cuerpo.
- ♥ Tener sensación de hormigueo en las extremidades.
- ♥ Notar dificultad para concentrarse.

¿TODOS LOS SUPLEMENTOS DE MAGNESIO SON IGUALES?

No todos sirven para lo mismo ni se absorben de la misma manera. Aquí van algunas claves:

- ♥ **Óxido de magnesio.** Su absorción es baja y su principal utilidad es tratar la acidez y el estreñimiento. Cuidado, porque puede producir irritación y tiene un efecto laxante alto.

- ♥ **Citrato de magnesio.** Es una buena fuente de magnesio debido a su alta biodisponibilidad, es decir, que es absorbido muy bien por el cuerpo. Tiene un efecto laxante muy suave.
- ♥ **Bisglicinato de magnesio.** Se trata de un magnesio combinado con dos moléculas de glicina, un aminoácido no esencial. Posee una biodisponibilidad muy alta, siendo esta la mejor manera de consumirlo cuando se trata de corregir un déficit de magnesio importante. Ayuda a equilibrar los valores de este mineral en el organismo y favorece el descanso y la relajación. Su efecto laxante es muy bajo.
- ♥ **Cloruro de magnesio.** Nuestro cuerpo lo absorbe muy bien. Se puede utilizar tanto por vía oral como tópica. En vía tópica es perfecto para aquellas personas que no lo toleran bien a la hora de ingerirlo.
- ♥ **Sulfato de magnesio.** También conocido como *sales de Epsom*. Su biodisponibilidad es moderada, aunque sus efectos laxantes son altos. De forma tópica está pensado para aliviar el dolor, ya que puede actuar como relajante muscular.

OMEGA 3

Es un ácido graso esencial para nuestro cuerpo que, al igual que los aminoácidos esenciales, debemos ingerir de forma externa, ya sea a través de los alimentos o en forma de suplementos. Existen dos tipos de omega 3:

- ♥ **EPA o ácido eicosapentaenoico,** que tiene propiedades antiinflamatorias y es muy importante para la salud de nuestro corazón.
- ♥ **DHA o ácido docosahexaenoico,** que es clave para la salud ocular y de nuestro cerebro.

¿CUÁNDO TOMAR OMEGA 3 EN SUPLEMENTOS?

El omega 3, en concreto el EPA, tiene un gran poder antiinflamatorio. Cuando abordemos la inflamación, en el capítulo cuatro, os contaré más cosas sobre las necesidades de omega 3 y su relación con el omega 6, un ácido graso demasiado presente en la dieta occidental.

Para saber si deberíamos tomar suplementos de omega 3, deberíamos preguntarnos las siguientes cuestiones. Si respondemos que sí a la mayoría, es muy probable que lo necesitemos para suplementar nuestra dieta.

- ♥ ¿Te cuesta comer pescados azules al menos dos días por semana?
- ♥ ¿Ingieres puntualmente semillas, chía o nueces?
- ♥ ¿Comes de manera regular alimentos procesados y fritos?
- ♥ ¿Tu piel está seca?
- ♥ ¿Te cuesta concentrarte y retener la información?
- ♥ ¿Tienes de manera recurrente dolor en las articulaciones o inflamación?
- ♥ ¿Tienes antecedentes familiares de enfermedades cardiovasculares?
- ♥ ¿Tus triglicéridos están elevados?
- ♥ ¿Experimentas síntomas de depresión o ansiedad?
- ♥ ¿Tu presión arterial está alta?
- ♥ ¿Sigues una dieta vegetariana o vegana?
- ♥ ¿Sufres de enfermedades autoinmunes, como artritis reumatoide o lupus?
- ♥ ¿Experimentas sequedad en los ojos?
- ♥ ¿Te encuentras habitualmente cansado?
- ♥ ¿Duermes mal?
- ♥ ¿Tienes un volumen corporal mucho mayor al que corresponde a tu peso?

Tampoco todos los suplementos de omega 3 son iguales. Algunos pueden estar contaminados con metales pesados (como el mercurio), dioxinas y PCB (bifenilos policlorados, unos compuestos químicos sintéticos muy usados en distintas industrias). Para asegurarnos de que un suplemento de omega 3 es seguro y efectivo, debemos buscar uno que esté certificado por el International Fish Oil Standards (IFOS)[1] o que garantice que sigue los estándares de calidad máximos a nivel de pureza.

VITAMINA D

La vitamina D se sintetiza en la piel a partir de la exposición a la luz solar (rayos UVB) y se convierte en una forma activa a través de procesos metabólicos en el hígado y los riñones. La forma activa de la vitamina D es el calcitriol.

Si no poseemos niveles óptimos de vitamina D, no se producirá suficiente cantidad de la hormona calcitriol (vitamina D3 activa) y el calcio que ingiramos a través de los alimentos no será absorbido de manera correcta. El cuerpo, ante esta circunstancia, comenzará a movilizar el calcio proveniente del esqueleto y se producirá un debilitamiento de los huesos. El 99 % del calcio se localiza en los huesos y el 1 % en los dientes, la sangre y los tejidos.

· · · · · · · · · · · · · · · · · ·

1   Aquí podréis conocer qué suplementos lo tienen: <https://certifications.nutrasource.ca/certified-products>.

¿POR QUÉ NOS FALTA VITAMINA D?

Vivimos en un país con muchísimas horas de sol al año y, a pesar de ello, alrededor de un 75 % de la población sufre de déficit de esta vitamina. Estos son algunos de los motivos más comunes:

- ♥ Pasamos la mayor parte del día en interiores, porque hay cada vez menos trabajos al aire libre.
- ♥ Utilizamos cremas con protección solar para proteger nuestra piel de los dañinos rayos del sol. Aunque, por supuesto, esto no es motivo para dejar de usarlas.
- ♥ La vitamina D es deficitaria en la alimentación que seguimos. En este caso, pescados azules y huevos pueden servir de aporte.
- ♥ La incidencia de la obesidad y el sobrepeso. Las personas con obesidad tienen una mayor tendencia a tener déficits de vitamina D debido a que la grasa atrapa esta vitamina.
- ♥ Algunas personas que padecen enfermedades crónicas renales o hepáticas pueden tener dificultades para sintetizar la vitamina D.
- ♥ En personas de edad avanzada se ve disminuida la capacidad para producir vitamina D.

¿CÓMO SE TOMA LA VITAMINA D?

La vitamina D es una vitamina liposoluble y es recomendable consumirla junto con grasa para su mejor absorción. Además, es mejor si la combinamos con otra vitamina: la K2. Ambas trabajan en una perfecta sinergia para dirigir el calcio que ingerimos con la alimentación a los huesos y los dientes y evitar su acumulación en las arterias y en los tejidos blandos. Existe una excepción: aquellas personas que consumen anticoagulantes no deberían tomar vitamina K2.

La suplementación de vitamina D la podemos encontrar en formas como el calcitriol, el ergocalciferol y el colecalciferol. En cualquier caso, no hay que olvidar que, como vimos en el apartado de las vitaminas, entre el 80 y el 90 % de esta vitamina se genera por la exposición al sol y tan solo entre un 10 o un 20 % se obtiene a través de la dieta. Así que lo recomendable sería tomar el sol entre quince y veinte minutos diarios.

LA PREGUNTA DEL MILLÓN: ¿DEBERÍA TOMAR SUPLEMENTOS?

Para muchas personas que acuden a mi consulta, esta es la gran pregunta. A algunas de ellas sé que no les gusta demasiado la respuesta. Pero seré clara: la mejor forma de obtener los nutrientes necesarios es a través de los alimentos, ya que estos son los que se absorben de manera más eficiente. A veces, veo a pacientes que llevan una dieta muy desequilibrada, con mucho producto ultraprocesado y poca fruta o verdura. Cuando les propongo un cambio ajustando su alimentación para que incluya todos los nutrientes necesarios, me preguntan: «Si hago dieta, ¿tendré que tomar un suplemento de vitaminas?». La respuesta es que, si comemos de manera correcta, no necesitaremos tomar suplementos, a menos que tengamos una necesidad específica.

Además, ya habéis visto que los suplementos, aunque útiles en ciertas situaciones, pueden interactuar entre sí y provocar acumulaciones tóxicas si contienen nutrientes iguales. Las vitaminas hidrosolubles, como la vitamina C y algunas del grupo B, son menos perjudiciales que las liposolubles, ya que el cuerpo las expulsa fácilmente a través de la orina. Sin embargo, hay que tener cuidado, porque un exceso de vitamina C o de zinc (ambos solubles en agua) puede causar náuseas, diarrea y calambres abdominales, mientras que un exceso de selenio puede llevar a la caída del cabello, malestar gastrointestinal, fatiga y lesiones nerviosas leves. Este es solo un ejemplo.

Por otra parte, existen momentos en nuestra vida, como en el caso de las mujeres en el embarazo o la preconcepción, donde es necesario un aporte de vitaminas como el ácido fólico B9. En estos casos, la suplementación es muy frecuente.

Es importante entender que muchas veces los suplementos alimenticios contienen las cantidades diarias recomendadas de todas las vitaminas. Sin embargo, esto no significa que podamos omitir la ingesta de alimentos saludables. Los nutrientes que obtenemos de una dieta equilibrada son insustituibles y no pueden ser completamente replicados por suplementos.

Sea como fuere, los análisis de sangre nos ayudarán a diagnosticar deficiencias nutricionales y a saber qué suplemento debemos tomar y en qué dosis, siendo siempre supervisados por un especialista. Nada de suplementarnos a la ligera.

2

HIDRATARSE

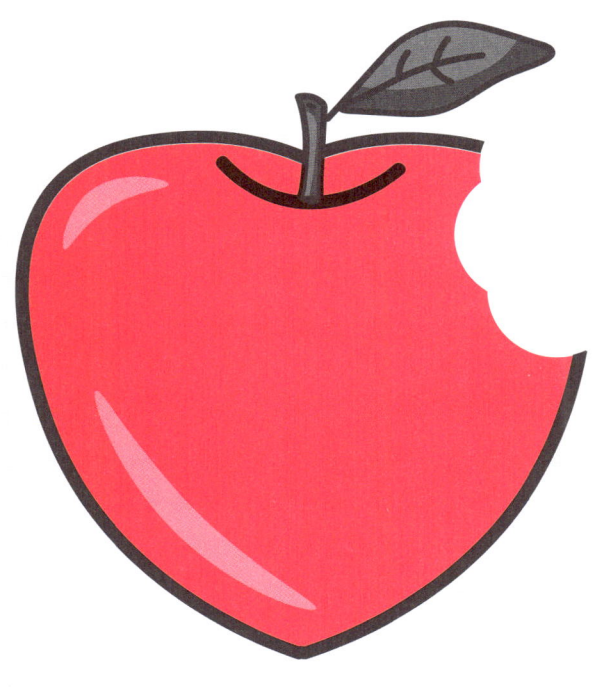

PARA QUE
TODO FLUYA

La hidratación es sumamente importante para nuestra salud, porque el agua es esencial en muchos de los procesos vitales que se dan en el cuerpo humano. Además, el agua se distribuye en nuestro organismo tanto dentro como fuera de las célu as: el líquido intracelular supone aproximadamente el 60 % del agua total, mientras que el extracelular es el 40 % restante y se encuentra en el exterior de las células y en la sangre.

La cantidad de agua que contenemos varía con la edad, el sexo y la composición corporal. En la infancia, nuestro porcentaje de agua es de alrededor de un 70 %, disminuyendo en la edad adulta con valores medios de un 60 o 65 % en los hombres y un 50 o 60 % en las mujeres. ¿Por qué nosotras tenemos un porcentaje de agua menor? Porque tenemos más tejido adiposo y menos tejido muscular que los hombres. En las personas mayores, el porcentaje de agua corporal puede disminuir hasta el 50 %.

Los minerales
presentes en el agua

En el agua encontramos electrolitos, es decir, minerales disueltos que llevan una carga eléctrica. Estos son esenciales para diversas funciones biológicas:

- **Sodio.** Regula el equilibrio de líquidos en el cuerpo y ayuda en la transmisión de los impulsos nerviosos y en la contracción muscular.
- **Potasio.** Necesario para la función celular, nerviosa y muscular. Ayuda a regular los latidos del corazón y a mantener la presión arterial.
- **Calcio.** Importante para la contracción muscular y la función nerviosa, además de ser un componente clave para la formación de huesos y dientes.
- **Magnesio.** Participa en numerosas reacciones enzimáticas, la contracción muscular y la transmisión de impulsos nerviosos.
- **Cloruros.** Ayudan a mantener el equilibrio de líquidos y a la producción de ácido clorhídrico en el estómago para la digestión.
- **Bicarbonatos.** Nos sirven para mantener el pH de la sangre.

¿POR QUÉ ES IMPORTANTE UNA BUENA HIDRATACIÓN?

Los electrolitos ayudan a regular el balance de agua en las células y los tejidos del cuerpo, asegurando que los procesos fisiológicos se realicen correctamente. Una buena hidratación requiere no solo agua, sino también una cantidad adecuada de electrolitos para reponer lo que se pierde a través del sudor, la orina y otras actividades corporales.

Si estamos bien hidratados, favoreceremos funciones vitales como estas:

- ♥ **Transporte de nutrientes y oxígeno.** El 80 % de la sangre está compuesta por agua y es la encargada de transportar los nutrientes que ingerimos con la alimentación, junto con el oxígeno que respiramos, a las distintas partes de nuestro cuerpo.
- ♥ **Mantenimiento de la temperatura corporal.** De ahí que, cuando hace mucho calor, sudemos para mantener la temperatura corporal.
- ♥ **Eliminación de sustancias de desecho.** De nuevo, a través de la orina, el sudor y las heces.
- ♥ **Lubricación de las articulaciones y los tejidos.**

EL NÚMERO MÁGICO

La recomendación común es beber ocho vasos de agua al día, lo que equivale, aproximadamente, a dos litros. (Recordad que el agua es agua, no valen los refrescos de agua azucarados.) Sin embargo, esta recomendación no debe tomarse siempre de forma literal. Es importante considerar que también obtenemos agua de los alimentos que consumimos, especialmente de frutas como la sandía, el melón, la naranja y la fresa; y de verduras como el pepino, la lechuga, el apio y el tomate.

Se pueden dar, además, diversas situaciones en las que es necesario aumentar la ingesta de agua para mantener una adecuada hidratación. Esto pasa si el clima es caluroso, hacemos ejercicio intenso, enfermamos con fiebre, diarrea o vómitos, viajamos hasta altitudes elevadas o pasamos por un embarazo y una lactancia (el 85 % de la leche materna está compuesta por agua).

Por último, nunca hay que dejar de ofrecerles agua a los niños ni a los ancianos, porque tienen menos sensación de sed. Esto se debe a factores tanto fisiológicos como psicológicos.

En el caso de las personas mayores, se puede deber a la disminución de la función renal, a cambios en el sistema nervioso que afectan al mecanismo de la regulación de la sed y a la toma de algunos medicamentos como diuréticos, antidepresivos, etcétera. Los niños también sufren esta disminución de la sensación de sed por causas tan variadas como un desarrollo inmaduro del sistema nervioso o una dependencia de los adultos para beber agua.

LA DESHIDRATACIÓN: CÓMO IDENTIFICARLA Y PREVENIRLA

La deshidratación ocurre cuando el cuerpo pierde más líquidos de los que ingiere, alterando el equilibrio de minerales (sales y azúcar) en el cuerpo y su funcionamiento. Es importante identificar las señales de deshidratación para poder actuar rápidamente y prevenir problemas de salud más graves.

- **Sed intensa.**
- **Boca seca.**
- **Fatiga.**
- **Mareo y sensación de aturdimiento.**
- **Menor frecuencia urinaria.**
- **Piel seca.**
- **Dolores de cabeza.**
- **Orina oscura.** La orina se compone en un 95 % de agua, un 2,8 % de sales minerales y otros iones, un 2 % de urea y un 0,2 % de creatinina, amoniaco y ácido úrico. Un color claro

nos indica una buena hidratación. Al dormir, nos pasamos muchas horas sin ingerir nada ni beber agua. Por eso, en condiciones normales, el primer pis que hacemos al despertarnos suele ser el más oscuro del día.

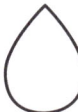 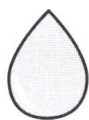 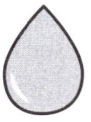 

Buena hidratación	**Hidratación ligera**	**Deshidratación**	**Alta deshidratación**
Sigue bebiendo al mismo ritmo que hasta ahora	Bebe un vaso de agua ahora	Bebe entre dos y tres vasos de agua ahora	Bebe ahora una botella grande de agua

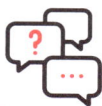

Ante la duda, ¡pellizca!

Un signo clave de deshidratación es la pérdida de elasticidad de la piel, conocida como *turgencia cutánea reducida*. Esta se manifiesta cuando, al pellizcar suavemente la piel, tarda en volver a su posición original. Normalmente, en una persona bien hidratada, la piel recupera rápidamente su forma, pero en casos de deshidratación el retorno es lento, lo que indica que el cuerpo no tiene suficiente agua para mantener la elasticidad cutánea adecuada. Este sencillo método es útil para evaluar rápidamente el estado de hidratación, especialmente en personas vulnerables, como niños y ancianos.

La deshidratación no es una cuestión menor. Cuando se da en nuestro organismo, el corazón puede tener que trabajar más, aumentando la frecuencia cardiaca. Si hacemos ejercicio, el rendimiento físico disminuye si no bebemos con frecuencia, además de que aumenta la probabilidad de padecer calambres musculares. También podemos sufrir problemas cognitivos, como dificultad para concentrarnos, y tener problemas de memoria y digestivos, porque el agua es fundamental para la formación de unas heces correctas.

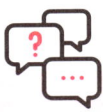

Hidratación para paladares exigentes: las mejores alternativas al agua

- ♥ **Tés e infusiones de hierbas.** Los tés, la manzanilla o el *rooibos* son opciones refrescantes.
- ♥ **Leche.** Tanto la leche de vaca como las bebidas vegetales (almendra, avena, soja) incluyen un alto contenido de agua.
- ♥ **Bebidas deportivas.** Contienen electrolitos que ayudan a reponer los minerales perdidos durante el ejercicio intenso. En este caso, sí hay que vigilar que el consumo sea puntual, ya que la mayoría incluyen azúcares o similares.
- ♥ **Frutas**

  - → **Sandía y melón.** Contienen aproximadamente un 92 % de agua.
  - → **Fresas.** Compuestas por un 91 % de agua.
  - → **Naranjas y mandarinas.** Contienen alrededor de un 86 % de agua.

- → **Verduras**
- → **Pepino.** Compuesto por un 95 % de agua.
- → **Lechuga.** Contiene un 96 % de agua.
- → **Apio.** Con un 95 % de agua, es un tentempié ligero y crujiente.
- → **Tomate.** Contiene aproximadamente un 94 % de agua.

- ♥ **Otros alimentos (si se preparan en casa)**

  - → **Sopas y caldos**
  - → **Gelatina.** Rica en agua y baja en calorías, puede ser un postre refrescante.

¿QUÉ PASA CON LOS ZUMOS DE FRUTA?

Dedico a esta cuestión un apartado completo porque hay muchas habladurías sobre la salubridad de los zumos a distintos niveles. La respuesta es no: no son la mejor alternativa, comparados con la fruta entera, porque esta contiene fibra, esencial para una buena digestión, sensación de saciedad y regulación de los niveles de azúcar en la sangre, mientras que en los zumos la fibra se pierde casi por completo. Además, los zumos tienen una mayor concentración de azúcares libres, lo que puede causar altas concentraciones de azúcar en sangre, con el correspondiente pico de insulina.

Y ahora: ¿quieres saber si estás bien hidratado?

TEST INFALIBLE DE HIDRATACIÓN

Tal vez seas de aquellas personas a las que les cuesta beber agua y no le dan importancia. O creas que, mientras no tengas sed, no debes preocuparte. Te recomiendo que compruebes tu nivel de hidratación con este test.

1. ¿Bebes al menos ocho vasos de agua al día?

2. ¿Tu orina es mayormente clara o de un color amarillo muy claro?

3. ¿Rara vez sientes sed?

4. ¿Tienes dolores de cabeza con poca frecuencia?

5. ¿Tienes un buen nivel de energía durante el día?

✔ ✘
☐ ☐

6. ¿Tienes la piel generalmente hidratada y suave?

✔ ✘
☐ ☐

7. ¿Orinas al menos seis veces al día?

✔ ✘
☐ ☐

8. ¿Rara vez sientes mareos o aturdimiento?

✔ ✘
☐ ☐

9. ¿Tienes buena capacidad de concentración?

✔ ✘
☐ ☐

10. ¿Tu apetito es normal (es decir, que no has notado una pérdida de apetito)?

✔ ✘
☐ ☐

11. ¿No sueles tener calambres musculares?

✔ ✘
☐ ☐

12. ¿No sueles tener la boca seca?

✔ ✘
☐ ☐

13. ¿Tus labios están hidratados en vez de agrietados?

☑ ☒

14. Si haces ejercicio regularmente, ¿bebes agua antes, durante y después?

☑ ☒

15. ¿Consumes frutas y verduras a diario?

☑ ☒

16. ¿Tu piel recupera rápidamente su forma después de pellizcarla ligeramente?

☑ ☒

17. ¿Tienes una temperatura corporal estable sin variaciones significativas?

☑ ☒

18. ¿Rara vez tienes ojos secos o irritados?

☑ ☒

19. ¿Tu digestión es regular y sin problemas de estreñimiento?

☑ ☒

20. ¿Te sientes alerta y despierto al despertar por la mañana?

☑ ✖

21. ¿No sueles sentir palpitaciones o latidos cardiacos irregulares?

☑ ✖

22. ¿Mantienes un buen rendimiento físico durante tus actividades diarias?

☑ ✖

23. ¿Tienes un aliento fresco y sin sabor amargo en la boca?

☑ ✖

24. ¿Tu piel no se siente pegajosa o sudorosa sin razón?

☑ ✖

25. ¿Tienes una buena capacidad de recuperación después de actividades físicas intensas?

☑ ✖

ENTRE 0 Y 5 RESPUESTAS AFIRMATIVAS: DESHIDRATACIÓN GRAVE

Estás en riesgo de deshidratación, lo cual puede tener efectos negativos significativos en tu salud. Es crucial que comiences a beber más agua inmediatamente y que consultes con un profesional de la salud si continúas experimentando los síntomas.

ENTRE 6 Y 10 RESPUESTAS AFIRMATIVAS: HIDRATACIÓN DEFICIENTE

No estás bebiendo suficiente agua a lo largo del día, lo cual puede afectar a tu salud y bienestar general. Presta atención a las señales que te manda tu cuerpo, porque seguramente se deben a una hidratación deficiente.

ENTRE 11 Y 15 RESPUESTAS AFIRMATIVAS: HIDRATACIÓN MODERADA

Tu nivel de hidratación es el mínimo aceptable, así que deberías aumentar tu ingesta de líquidos. Considera llevar siempre una botella de agua contigo y establece recordatorios para beber regularmente. ¿Una alarma en el móvil? Además de esto, seguramente hay pocos alimentos ricos en agua en tu dieta.

ENTRE 16 Y 20 RESPUESTAS AFIRMATIVAS: BUENA HIDRATACIÓN

Estás bastante bien hidratado, pero podrías mejorar. Asegúrate de beber suficiente agua y consumir frutas y verduras diariamente.

ENTRE 21 Y 25 RESPUESTAS AFIRMATIVAS: EXCELENTE HIDRATACIÓN

¡Felicidades! Estás bien hidratado y tu cuerpo está funcionando de manera óptima. Sigue manteniendo tus buenos hábitos consumiendo alimentos ricos en agua.

3

¿QUÉ ES ESO

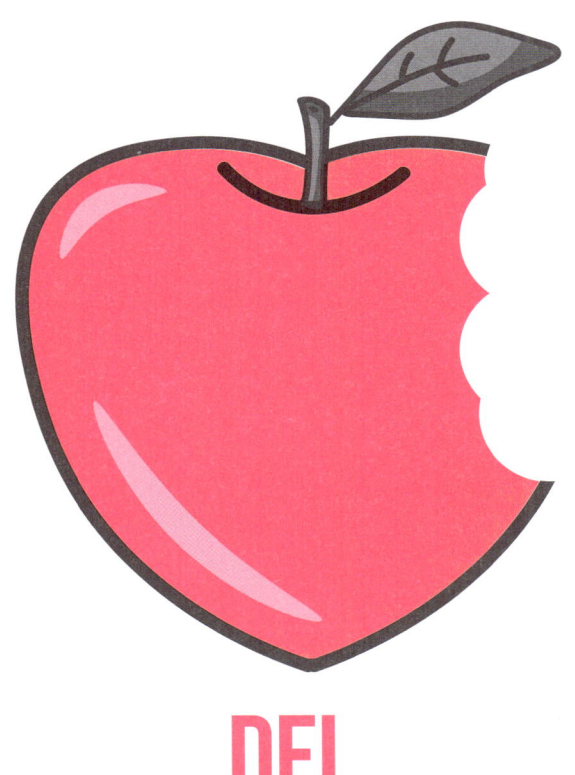

DEL
METABOLISMO?

A lo largo de mis años en consulta he escuchado muchas afirmaciones dignas de enmarcar y que poco tienen que ver con la realidad de cómo funciona nuestro organismo. La mayoría de las personas que buscan perder peso piensan que su metabolismo es lento, pero esta no siempre es la razón por la cual no logran adelgazar o ganan peso con facilidad. Si no combinamos bien los alimentos que ingerimos a lo largo del día y tenemos picos de insulina, no bajaremos de peso, aunque nuestro metabolismo sea normal. Dieta y metabolismo están unidos, y lo que hay entre ellos no es ni un rollete de verano ni una relación en la que solo caben dos. Digamos que en su vínculo intervienen varias cuestiones, convirtiendo su idilio en una convivencia sólida... ¡y poliamorosa!

Como el metabolismo no es un concepto fácil de comprender, voy a tratar de explicarlo ciñéndome a lo fundamental: qué es, de qué depende su funcionamiento y qué podemos hacer para influir positivamente en él.

UNA CONEXIÓN CON MUCHA QUÍMICA

La palabra *metabolismo* proviene del griego *metabolé*, que significa 'cambio' o 'transformación', y con ella nos referimos a todas las reacciones químicas que ocurren en cada una de las células (que son las que permiten a nuestro cuerpo crecer y reproducirse). Así que, en realidad, el metabolismo es ese conjunto de reacciones que ocurren en nuestro cuerpo por el mero hecho de estar vivos. Incluso tumbados en la cama sin hacer nada, consumimos energía: el corazón late, los pulmones respiran, los riñones filtran. Es en estos casos cuando actúa el metabolismo basal, que trabajo tiene, aunque nosotros no movamos ni un dedo.

El ATP, nuestra moneda interna

Probablemente nunca habréis oído hablar del ATP o adenosín trifosfato. Esta molécula es la *moneda* del cuerpo humano: todos los procesos que implican un consumo de energía *se pagan* con él. ¿Y de dónde sale? De los alimentos que ingerimos, que son degradados mediante diversas reacciones químicas para obtener estas moléculas.

El ATP también puede ser visto como un facilitador, una especie de transportista universal de energía que está dispuesto a trabajar sin fin. Es muy currante: está al pie del cañón las 24 horas del día durante los 365 días del año.

Como curiosidad, una célula puede contener aproximadamente mil millones de moléculas de ATP y renovar completamente su reserva en apenas dos minutos.

Como te explicaba hace un momento, los alimentos que ingerimos ayudan, y mucho, a que el metabolismo actúe como debe, pero hay otros muchos elementos que también le influyen:

- ♥ **La edad.** A medida que envejecemos, el metabolismo tiende a ralentizarse. Esto ocurre porque la masa muscular, que es metabólicamente activa y quema más calorías que la grasa (incluso en reposo), disminuye con los años. Además, los procesos celulares y hormonales que regulan el metabolismo se vuelven menos eficientes con el tiempo.
- ♥ **El sexo.** En general, los hombres suelen tener un metabolismo más rápido que las mujeres. Esto se debe a que, en promedio, ellos tienen más masa muscular y menos grasa. Además, las diferencias hormonales también juegan un papel: por ejemplo, la testosterona en los hombres promueve la construcción de músculo, mientras que el estrógeno en las mujeres tiende a favorecer el almacenamiento de grasa.
- ♥ **Nuestra composición corporal.** Por lo que acabamos de explicar, las personas con más músculo tienden a tener un metabolismo más rápido.
- ♥ **Los factores genéticos.** El que tengamos un metabolismo naturalmente más rápido o más lento se debe, en parte, a nuestra herencia genética, lo que puede influir en nuestra capacidad para perder o ganar peso.
- ♥ **Los problemas de salud y la toma de medicamentos.** Condiciones médicas como el hipotiroidismo pueden ralentizar el metabolismo. Algunos medicamentos también pueden influir en la tasa metabólica y contribuir al aumento de peso. Es el caso de, por ejemplo, los antidepresivos.

MEDALLA DE ORO EN FLEXIBILIDAD... ¡METABÓLICA!

La flexibilidad metabólica es la capacidad del cuerpo para utilizar eficientemente las diferentes fuentes de energía que obtenemos a través de la alimentación: los hidratos de carbono, las proteínas y la grasa de los que ya te hablé en el capítulo 1.

La flexibilidad metabólica puede mejorarse con ejercicio regular y una dieta equilibrada. Por ejemplo, el entrenamiento físico, especialmente el ejercicio de alta intensidad y de resistencia, mejora la capacidad del cuerpo para utilizar tanto grasas como carbohidratos de manera eficiente. Asimismo, una dieta variada que incluya fuentes saludables de carbohidratos, proteínas y grasas buenas favorece una mejor flexibilidad metabólica. Por eso insistimos tanto en la importancia de llevar un estilo de vida saludable.

Si tenemos una buena flexibilidad metabólica, podremos hacer grandes cosas con nuestro cuerpo (casi casi como Simone Biles):

♥ **Usaremos de forma eficiente los carbohidratos y las grasas.** Cuando hay una alta disponibilidad de hidratos de carbono, como después un buen plato de pasta o una ración de paella, una persona con buena flexibilidad metabólica puede usar esos carbohidratos como su principal fuente de energía. Además, en condiciones de ayuno o ejercicio prolongado, cuando los niveles de glucosa son bajos, nuestro cuerpo podrá proceder eficientemente a la quema de grasas para obtener energía.

♥ **Nos adaptaremos con rapidez** a lo que haya. La flexibilidad metabólica permite que el cuerpo cambie rápidamente su fuente de energía. Esto es especialmente importante durante el ejercicio, cuando las demandas energéticas pueden variar drásticamente y el cuerpo necesita adaptar su fuente de combustible.

- ♥ **Tenemos menor resistencia a la insulina.** Una buena flexibilidad metabólica se asocia con una mayor sensibilidad a la insulina. Esto significa que las células del cuerpo responden mejor a ella, lo que permite una absorción más eficiente de glucosa y evita alcanzar niveles altos de azúcar en sangre. Sobre esto volveré cuando os hable del sobrepeso, en el capítulo seis.
- ♥ **Gozamos de mejor salud (metabólica).** La flexibilidad metabólica está relacionada con un menor riesgo de padecer enfermedades metabólicas como diabetes tipo 2, obesidad y enfermedades cardiovasculares.

Dicho de otra forma, y para que te quedes con lo más importante: si tienes una buena flexibilidad metabólica, puedes con todo física y mentalmente.

ASÍ SE ENTRENA EL METABOLISMO

Ahora que ya controlas a la perfección los conceptos de metabolismo, flexibilidad metabólica e incluso ATP, vamos al verdadero meollo de la cuestión: qué y cómo tenemos que trabajar en el día a día para que todo funcione cada vez mejor.

CON LA DIETA Y EL TEF

Lo que comemos tiene un impacto claro y directo en el metabolismo, esto ya lo tenemos claro. La mejor manera de tener un metabolismo eficaz es asegurarnos de que todos los grupos de alimentos forman parte de nuestra alimentación. Las dietas de control de la insulina, como veremos más adelante, ayudan a mantener los niveles de glucosa estables, proporcionando a las células los nutrientes necesarios para realizar todas esas reacciones químicas de manera efectiva.

Los **alimentos ricos en proteínas** pueden agilizar temporalmente el metabolismo, porque requieren más energía para ser digeridos y metabolizados. Esto se llama efecto térmico de los alimentos **(TEF).** Al requerir más energía para ser procesados, su consumo aumenta nuestro gasto calórico y puede ayudarnos a perder peso.

Los **carbohidratos y las grasas,** por su parte, también tienen un TEF, aunque generalmente es menor que el de las proteínas.

Por otro lado, las **dietas extremadamente bajas en calorías** pueden ralentizar el metabolismo, ya que el cuerpo entra en un modo de ahorro de energía y llega, en algunos casos, a consumir la masa muscular como fuente de energía, lo que disminuye la tasa metabólica basal, que calcularemos dentro de unos pocos párrafos.

CON EJERCICIO, Y MEJOR SI ES DE RESISTENCIA

La actividad física regular es uno de los métodos más efectivos para aumentar la actividad del metabolismo. El ejercicio no solo quema calorías *durante la actividad,* sino que también puede acelerar el metabolismo en reposo. Esto se debe a que el ejercicio aumenta la masa muscular y los músculos, como ya hemos dicho, queman más calorías que la grasa.

El ejercicio aeróbico, como correr o nadar, aumenta la capacidad del cuerpo para quemar grasa, mientras que el entrenamiento de resistencia, como levantar pesas, aumenta la masa muscular y, por lo tanto, mejora el metabolismo basal.

CON DESCANSO

El estrés puede aumentar la producción de la hormona cortisol, que ralentiza el metabolismo, y favorecer el almacenamiento de grasa en la región abdominal, lo cual está relacionado con la diabetes tipo 2.

Dormir poco tampoco ayuda. Diversos estudios relacionan la mala calidad del sueño con la predisposición a la obesidad. La falta de sueño puede afectar a hormonas de vital importancia para regular el hambre y el apetito, como la leptina y la grelina, llevando a un aumento de peso y una menor eficiencia metabólica. En el capítulo siete os explico más a fondo los efectos del estrés y cómo paliarlos con la alimentación.

Esta es la cantidad de energía que nuestro cuerpo necesita

Es momento de aprender cuánta energía necesitamos a lo largo del día, porque mantener un equilibrio entre la ingesta calórica y el gasto energético es esencial para la salud metabólica y el control de nuestro peso. El gasto energético total (GET) a lo largo del día tiene tres componentes principales:

1. **Metabolismo basal (BMR).** Es la energía que tu cuerpo necesita para mantener las funciones vitales en reposo, como la respiración, la circulación sanguínea y la regulación de la temperatura corporal. Representa aproximadamente el 60 o 75 % del gasto energético total.

2. **Efecto térmico de los alimentos (TEF).** Es la energía que se requiere para digerir, absorber y metabolizar los nutrientes de los alimentos que consumes. Esto constituye alrededor del 10 % del gasto energético total.

3. **Actividad física.** Es la energía que se gasta en todas las actividades físicas que realizas a lo largo del día, desde caminar y subir escaleras hasta hacer ejercicio. Este componente varía mucho entre individuos, dependiendo de sus niveles de actividad, y puede representar entre el 15 y el 30 % del gasto energético total.

UNA CITA CON TU METABOLISMO BASAL

Conocer nuestro metabolismo basal es especialmente importante para diseñar planes de dieta y ejercicio efectivos, o sea, adaptados a las necesidades de cada persona. **Nos ayuda a saber cuántas calorías necesitamos diariamente para mantener nuestro peso, perderlo o ganarlo.** Si sabemos cuántas calorías quemamos en reposo, podemos ajustar nuestra ingesta de alimentos y nuestro nivel de actividad física para alcanzar los objetivos de salud y bienestar.

Toma nota

El control de peso se basa en el principio del equilibrio
energético. Esto significa que tu peso se mantiene
estable cuando la cantidad de calorías que consumes
es igual a la cantidad de calorías que tu cuerpo quema.

Pero, aunque es muy importante considerar las calorías que
consumimos a lo largo del día, lo es más aún prestar atención a
la composición de esas calorías. No es lo mismo que contengan
una variedad de todos los grupos de alimentos (carbohidratos,
proteínas y grasas) a que estén compuestas mayoritariamente
por uno de ellos. Esto es algo que te conté al principio del libro
con algunos ejemplos. *Spoiler:* si consumimos las calorías que
nos tocan, pero estas provienen mayoritariamente de hidratos
de carbono, nuestro cuerpo las convertirá en grasa.

«Cuando como sano me muero de hambre...» ¿Estás seguro?

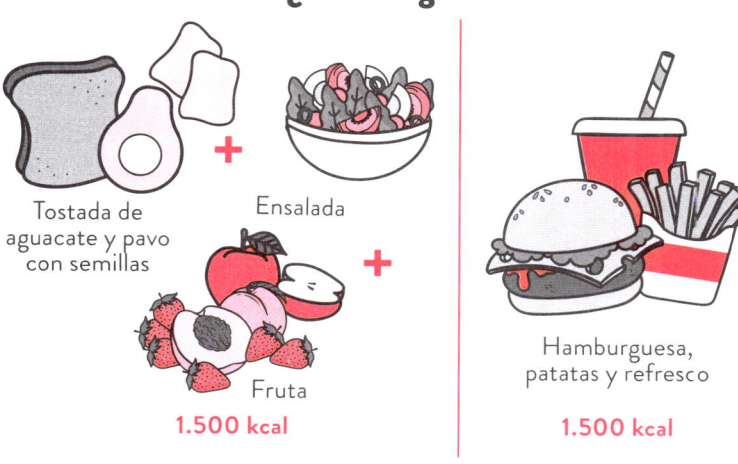

Tostada de aguacate y pavo con semillas

Ensalada

Fruta

1.500 kcal

Hamburguesa, patatas y refresco

1.500 kcal

HARRIS-BENEDICT, LOS CUPIDOS DEL METABOLISMO

La fórmula más común para calcular la tasa de metabolismo basal (TMB) es la de Harris-Benedict, dos fisiólogos estadounidenses. Su ecuación, ideada allá por 1919, contempla el peso, la altura, la edad y el sexo para estimar el gasto energético en reposo, y es bastante sencilla.

Fórmula de Harris-Benedict revisada

Para hombres TMB = (10 × peso en kg) + (6,25 × altura en cm) - (5 × edad en años) + 5

Para mujeres TMB = (10 × peso en kg) + (6,25 × altura en cm) - (5 × edad en años) - 161

Por ejemplo, así calculamos la TMB de un hombre de 180 cm de altura, 80 kg de peso y 30 años:

TMB = (10 × 80) + (6,25 × 180) − (5 × 30) + 5

Por lo tanto, la TMB para este hombre es **1.780 kcal/día**.

Y así calculamos la TMB de una mujer de 170 cm de altura, 65 kg de peso y 47 años:

TMB = (10 × 65) + (6,25 × 170) − (5 × 47) − 161

Por lo tanto, la TMB para esta mujer es **1.306,5 kcal/día**.

Ahora que ya conocemos la ingesta diaria de calorías recomendada según el principio de Harris-Benedict, podemos afinar el cálculo incluyendo el otro factor clave: el ejercicio. Así veremos la relación de calorías con el TMB y la actividad física.

Ejercicio semanal	Calorías diarias necesarias
Poco o ninguno	TMB x 1,2
Ligero: entre 1 y 3 sesiones a la semana	TMB x 1,375
Moderado: entre 3 y 5 sesiones a la semana	TMB x 1,55
Fuerte: entre 6 y 7 sesiones a la semana	TMB x 1,725
Muy fuerte: dos veces al día, con entrenamientos muy duros	TMB x 1,9

Otras maneras de conocer el metabolismo basal

En la consulta tenemos una báscula de bioimpedancia de alta precisión que nos permite conocer el metabolismo basal de nuestros pacientes y cómo va cambiando a lo largo de su variación de peso. Existe otro método más preciso aún, que es la calorimetría indirecta. Mide el consumo de oxígeno y la producción de dióxido de carbono para estimar tu gasto energético. Este método es ideal para obtener una evaluación exacta y es especialmente útil en contextos clínicos. Pero si quieres calcularlo por ti mismo, bastará con la fórmula de Harris-Benedict.

PLAN EXPRÉS PARA MEJORAR EL METABOLISMO

No me digas que tu gran sueño es comer sin preocuparte por el peso. Si tienes hijos adolescentes, sabes a lo que me refiero: «Mamá, me muero de hambre», dicen apenas dos horas después de haber comido un bocadillo bastante generoso. Acorde con su edad, su metabolismo no tiene nada que ver con el nuestro, y contra eso no podemos hacer nada. Pero tenemos mucho que poner de nuestra parte para ocuparnos de lo que sí podemos cambiar.

Estos son algunos hábitos muy sencillos y altamente efectivos. En dos o tres semanas comenzarás a notar cambios en tu metabolismo.

1. **Caminar antes de ir al trabajo.** Realizar actividad física ligera, como una caminata matutina justo al levantarte, puede activar tu metabolismo de manera eficiente. Antes de salir puedes tomar una pequeña porción de hidratos y proteínas, por ejemplo, un lácteo.
2. **Subir escaleras o hacer sentadillas.** Permanecer activo durante el día es clave. Trata de incluir pequeños entrenamientos de alta intensidad, como subir escaleras o hacer sentadillas durante tus descansos laborales.

3. **Dormir al menos siete horas al día.** La falta de sueño puede ralentizar el metabolismo y aumentar el riesgo de obesidad. Dormir unas siete u ocho horas por noche ayuda a que nuestro cuerpo se recupere y funcione de manera óptima.

4. **Meditar y respirar a conciencia.** Mantener niveles bajos de estrés es crucial, ya que este puede afectar negativamente al metabolismo. Practicar técnicas de relajación como la meditación o el yoga puede ser muy beneficioso. Al menos, me reservaría diez minutos al día para meditar o realizar ejercicios de respiración profunda.

5. **Beber mucha agua o similares.** Mantenerse bien hidratado es fundamental para optimizar los procesos metabólicos. Un buen hábito es empezar el día con un vaso grande de agua y continuar bebiendo regularmente, llevando a todas partes una botella con mensajes motivadores. Las infusiones calientes en invierno y frías en verano son otra buena opción. Un truco es tener siempre una jarra de una bebida refrescante: dos bolsitas de té verde, hierbabuena, jengibre y unas rodajas de limón. Beber agua fría puede aumentar temporalmente el metabolismo, ya que el cuerpo necesita energía para calentar el agua a la temperatura corporal.

6. **Consumir ciertos nutrientes y alimentos:**

   → **Proteínas.** Pueden aumentar el metabolismo, porque el cuerpo utiliza más energía para digerirlas en comparación con las grasas y los carbohidratos. Además, las proteínas ayudan a mantener la masa muscular, lo que es crucial para un metabolismo eficiente. Son muy eficaces a la hora de bajar de peso si las consumimos en la cena.

   → **Café.** La cafeína estimula el sistema nervioso central, incrementando la tasa metabólica en un corto periodo de tiempo y mejorando la quema de grasa. Sin embargo, no podemos pensar que una taza de café hará todo el trabajo por nosotros.

→ **Té verde.** Es conocido por sus efectos termogénicos y antioxidantes. Contiene catequinas, que, en combinación con la cafeína, pueden aumentar el metabolismo y la quema de grasa. Tomarlo después de las comidas nos favorecerá.

→ **Picantes.** Los alimentos picantes, como los que contienen capsaicina (presente en los chiles), pueden aumentar el metabolismo y la termogénesis, ayudando, de nuevo, a quemar más calorías.

→ **Jengibre.** Tiene propiedades termogénicas y puede ayudar a aumentar el metabolismo. Podemos añadir jengibre fresco a nuestras comidas, consumirlo en té o poner una pizca a los batidos.

→ **Canela.** La canela mejora la sensibilidad a la insulina, reduce la grasa corporal, disminuye la inflamación, suprime la síntesis de colesterol y ayuda a dilatar los vasos sanguíneos. Gracias a sus compuestos bioactivos, puede ayudar en el tratamiento del síndrome metabólico.

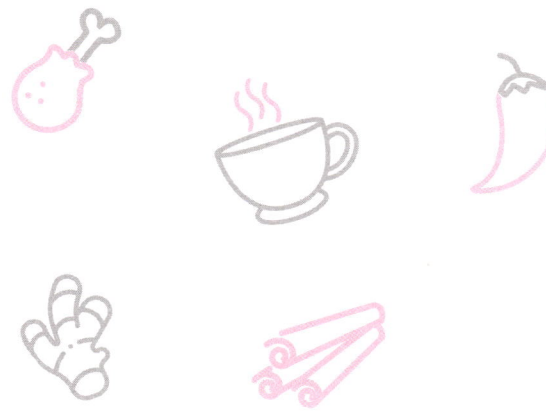

TEST PARA SABER SI TU METABOLISMO ES RÁPIDO O LENTO

Es momento de descubrir si eso que oigo tanto en la consulta, «tengo un metabolismo lento», es así, o si tu metabolismo va a la velocidad del rayo.

1. ¿Has experimentado dificultades para perder peso a pesar de seguir una dieta saludable y hacer ejercicio regularmente?

2. ¿Sientes fatiga o falta de energía durante el día, incluso después de haber descansado lo suficiente?

3. ¿Has notado cambios en tu peso corporal sin que haya habido cambios significativos en tu dieta o nivel de actividad física?

4. ¿Has experimentado cambios en tu apetito o en tus hábitos alimenticios últimamente?

✔ ☐ ✘ ☐

5. ¿Sientes frío con frecuencia, incluso en ambientes cálidos?

✔ ☐ ✘ ☐

6. ¿Tienes dificultades para concentrarte o para mantener la atención durante largos periodos de tiempo?

✔ ☐ ✘ ☐

7. ¿Has notado una disminución en tu ritmo metabólico a medida que has envejecido?

✔ ☐ ✘ ☐

8. ¿Has notado un aumento de peso o cambios en tu energía desde que dejaste de fumar o comenzaste a tomar ciertos medicamentos?

✔ ☐ ✘ ☐

9. ¿Has notado una disminución en tu capacidad para digerir o tolerar ciertos alimentos?

✔ ☐ ✘ ☐

10. ¿Sientes inflamación o hinchazón abdominal después de comer?

✔ ☐ ✘ ☐

11. ¿Has experimentado problemas digestivos, como estreñimiento o indigestión, con regularidad?

✓ ✗
☐ ☐

12. Durante periodos de estrés, ¿has notado un aumento de peso, cambios en tu apetito o mayor fatiga sin habe modificado tu dieta?

✓ ✗
☐ ☐

13. ¿Has notado cambios en la calidad de tu sueño o en tus patrones de sueño cuya causa no identificas?

✓ ✗
☐ ☐

14. ¿Has notado un aumento de grasa en la zona abdominal o alrededor de tu cintura?

✓ ✗
☐ ☐

15. ¿Has observado un aumento de peso o mayor dificultad para mantener tu peso durante el invierno, aunque mantengas la misma dieta y nivel de actividad?

✓ ✗
☐ ☐

16. ¿Has experimentado una disminución en tu rendimiento físico?

✓ ✗
☐ ☐

17. ¿Tienes antecedentes de problemas de salud como diabetes tipo 2 o síndrome metabólico?

✔ ✖
☐ ☐

18. ¿Has notado cambios en tu temperatura corporal basal, es decir, en reposo?

✔ ✖
☐ ☐

19. ¿Tienes antecedentes de trastornos alimentarios, como la anorexia o la bulimia?

✔ ✖
☐ ☐

20. ¿Has experimentado cambios en la piel, el cabello o las uñas?

✔ ✖
☐ ☐

21. ¿Encuentras más difícil mantener o perder peso durante periodos de inactividad física en comparación con periodos más activos?

✔ ✖
☐ ☐

22. ¿Has notado un aumento en tus niveles de colesterol o triglicéridos en sangre?

✔ ✖
☐ ☐

23. ¿Tienes antecedentes de enfermedades crónicas del corazón o del hígado?

✔ ✖
☐ ☐

24. ¿Has notado un aumento de peso, cambios en tu energía o dificultad para mantener tu peso después de cirugías o tratamientos médicos?

✔ ✘

25. Después de consumir alimentos ricos en azúcares o bebidas alcohólicas, ¿has notado un aumento de peso o cambios en tu energía?

✔ ✘

26. ¿Has notado cambios en tu ritmo metabólico a lo largo del día, como un aumento en el apetito por la noche o una disminución en la energía por la tarde?

✔ ✘

27. ¿Tienes antecedentes de trastornos del sueño, como apnea del sueño o insomnio?

✔ ✘

28. Después de embarazos o partos, ¿has observado un aumento de peso o mayor dificultad para perderlo?

✔ ✘

29. Durante periodos de depresión o cambios emocionales, ¿has notado cambios en tu peso, apetito o energía sin que se hayan modificado tus hábitos alimentarios?

✔ ✘

30. Después de un consumo prolongado o excesivo de alcohol o drogas, ¿has notado un aumento de peso o cambios en tu energía?

✔ ✘
☐ ☐

31. Después de realizar cambios en tu dieta o estilo de vida, ¿has experimentado fluctuaciones en tu peso, energía o apetito?

✔ ✘
☐ ☐

32. ¿Has notado cambios en tu peso o energía al estar expuesto a ambientes muy fríos o calurosos durante periodos prolongados?

✔ ✘
☐ ☐

33. Después de un trauma emocional o físico, ¿has observado un aumento de peso o cambios en tu apetito o en tus niveles de energía?

✔ ✘
☐ ☐

34. ¿Tienes antecedentes de problemas de tiroides o enfermedades autoinmunes?

✔ ✘
☐ ☐

35. Tras tomar ciertos suplementos o medicamentos, ¿has experimentado un aumento de peso, cambios en tu energía o dificultad para perder peso?

✔ ✘
☐ ☐

ENTRE 0 Y 5 RESPUESTAS AFIRMATIVAS: METABOLISMO RÁPIDO

Tu metabolismo parece funcionar de manera eficiente. Es probable que quemes calorías rápidamente y no tengas muchos problemas para mantener o perder peso. Mantén una dieta equilibrada y asegúrate de obtener suficientes nutrientes para apoyar tu nivel de actividad física. Continúa con tus hábitos saludables.

ENTRE 6 Y 15 RESPUESTAS AFIRMATIVAS: METABOLISMO MODERADO

Tu metabolismo funciona en una tasa moderada. Aunque generalmente quemas calorías a un ritmo adecuado, podrías enfrentar algunos desafíos para perder peso o mantenerlo si no sigues una dieta adecuada y haces ejercicio regularmente. Presta atención a la calidad de tu dieta, asegurándote de incluir una variedad de alimentos nutritivos. Incorpora actividad física de manera regular y busca maneras de reducir el estrés para evitar impactos negativos en tu metabolismo.

ENTRE 16 Y 25 RESPUESTAS AFIRMATIVAS: METABOLISMO LENTO

Tu metabolismo parece ser más lento de lo normal. Esto puede dificultar la pérdida de peso y podría estar relacionado con una variedad de factores, incluyendo problemas de salud subyacentes. Considera consultar a un profesional de la salud para recibir una evaluación más detallada. Podría ser beneficioso realizar cambios en tu dieta, aumentar tu actividad física y explorar maneras de mejorar tu salud general. Mantén un seguimiento regular de tu salud y bienestar.

26 O MÁS RESPUESTAS AFIRMATIVAS: METABOLISMO MUY LENTO

Tu metabolismo parece ser significativamente más lento de lo normal. Esto puede tener un impacto considerable en tu capacidad para perder peso y en tu bienestar general. Es importante buscar asesoramiento profesional para abordar estos problemas de manera efectiva. Un médico o nutricionista puede ayudarte a desarrollar un plan de acción personalizado, incluyendo cambios en la dieta y un incremento de la actividad física.

4

LA INFLAMACIÓN,

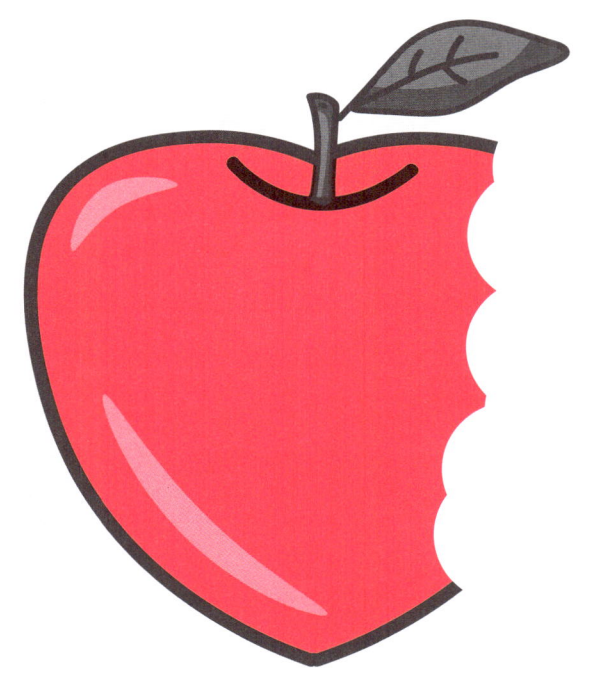

EL ICEBERG
DE NUESTRO TITANIC

Para explicar la inflamación, lo más fácil sería pensar en una inflamación aguda. Por ejemplo, cuando nos hacemos una herida, nuestro sistema inmune reacciona con enrojecimiento e hinchazón. Pero las que nos ocupan no son esta, sino otras dos cuyas consecuencias son especialmente preocupantes para nuestra salud. Me refiero a la inflamación crónica y la silenciosa, que pueden disparar el proceso de envejecimiento y acortar nuestra esperanza de vida. ¿Vemos en qué consiste cada una?

	Inflamación crónica	Inflamación silenciosa
Características	Prolongada, persistiendo durante meses o años.	Es asintomática y se detecta a través de un análisis de sangre.
Proceso	Implica la presencia continua de células inflamatorias y puede resultar en daño en los tejidos y fibrosis.	Muestra niveles elevados de marcadores inflamatorios, como la proteína C-reactiva (PCR) e interleucinas (IL-6).
Síntomas	Menos evidentes, pueden incluir dolor continuo, fatiga o malestar.	No presenta síntomas evidentes hasta que no ha avanzado considerablemente.

Así se mide la inflamación

Una herramienta útil y relativamente sencilla que los médicos utilizan para evaluar la inflamación es el índice neutrófilo-linfocito (NLR). Este índice se obtiene a partir de un análisis de sangre y se calcula dividiendo el número de neutrófilos (un tipo de glóbulo blanco que responde a infecciones e inflamación) entre el número de linfocitos (otro tipo de glóbulo blanco que forma parte de la respuesta inmunitaria).

Al ser un marcador inflamatorio, un NLR alto puede estar asociado con un mayor riesgo de desarrollar enfermedades cardiovasculares, cáncer y otras condiciones relacionadas con la inflamación crónica. Lo que hace que el NLR sea particularmente útil es su capacidad para detectar inflamación incluso cuando no hay síntomas evidentes, actuando como una alerta temprana.

Índice NLR

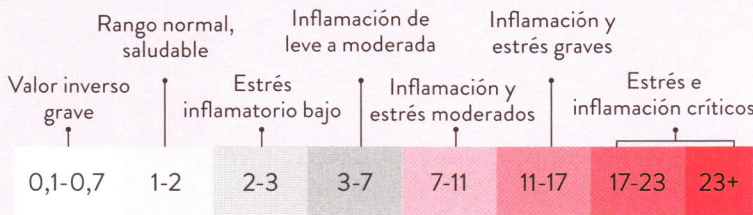

Neutrófilos -> 12.000 células/ml

Linfocitos -> 1.000 células/ml

NLR = 12.000/1.000 = 12

Este valor indica una inflamación significativa y podría señalar un proceso inflamatorio serio en el cuerpo.

Las consecuencias de padecer inflamación crónica o silenciosa son estas:

- ♥ **Enfermedades cardiovasculares.** Porque puede contribuir al desarrollo de aterosclerosis y otros problemas cardiacos.
- ♥ **Diabetes tipo 2.** Al interferir con la función de la insulina y la regulación de la glucosa en sangre.
- ♥ **Obesidad.** Al favorecer la acumulación de grasa visceral.
- ♥ **Cáncer.** Porque puede crear un entorno propicio para el desarrollo y la progresión de ciertos tipos de cáncer.
- ♥ **Enfermedades autoinmunes,** como la artritis reumatoide, donde la inflamación crónica afecta a las articulaciones, además de lupus, psoriasis y enfermedad de Hashimoto, entre otras.
- ♥ **Infecciones persistentes.**
- ♥ **Enfermedades neurodegenerativas.**
- ♥ **Apariencia de mayor volumen corporal sin que haya exceso de grasa.** Porque la inflamación crónica puede alterar la distribución de los tejidos y provocar hinchazón.

EL GRAN PELIGRO DE LA INFLAMACIÓN SILENCIOSA

Como acabas de ver, estos dos tipos de inflamación resultan especialmente dañinos para nuestro organismo. Pero es aquella que no avisa la que termina siendo más peligrosa. De hecho, la inflamación silenciosa persiste en el cuerpo durante largos periodos de tiempo y puede pasar desapercibida durante años. Es como un iceberg: una vez detectada, solo vemos una pequeña parte, pero hay mucho más. Al igual que la tripulación del Titanic no vio el peligro que acechaba bajo el agua, la inflamación silenciosa puede causar grandes problemas de salud sin que nos demos cuenta. La falta de síntomas claros hace que sea difícil de detectar y de tratar, lo que permite que el daño se acumule con el tiempo. Pero podemos hacer mucho para prevenirla.

¿QUÉ PRODUCE LA INFLAMACIÓN SILENCIOSA?

Las causas de este tipo de inflamación no se dan de la noche a la mañana. Existe una serie de factores que inciden en su aparición y que guardan relación con malos hábitos y una dieta inadecuada. Y es que nuestro estilo de vida actual está detrás de numerosos casos: el consumo excesivo de alimentos ultraprocesados, azúcares refinados, grasas trans y alimentos ricos en omega 6, la falta de actividad física regular, el estrés crónico, el desequilibrio de la microbiota intestinal y la exposición constante a toxinas ambientales, productos químicos y contaminantes la favorecen.

En nuestra mano está prevenirla y ponerle freno, así que te daré una serie de pautas y soluciones concretas para no abonarle el terreno y evitar que termine creciendo a sus anchas (y hundiendo nuestro barco).

LOS ÁCIDOS GRASOS Y LA INFLAMACIÓN: UN *ENEMIES TO LOVERS* EN TODA REGLA

A través de la dieta tenemos un control significativo sobre la inflamación en nuestro cuerpo. Adoptar una alimentación equilibrada y rica en nutrientes antiinflamatorios nos permite reducir, y en algunos casos revertir, los efectos dañinos de la inflamación crónica. Al hacer elecciones alimenticias conscientes, podemos influir directamente en los procesos inflamatorios, promoviendo la salud celular y fortaleciendo nuestras defensas naturales. De nuevo se cumple la máxima que titula este libro: *De la boca a tu salud*.

Una de las estrategias es equilibrar los ácidos grasos omega 6 y omega 3 en nuestro organismo, ya que de esta forma podremos controlar la inflamación. Estos dos ácidos grasos son componentes esenciales del cuerpo humano, ya que forman parte de las membranas celulares y desempeñan roles cruciales en múltiples funciones fisiológicas. Ahora bien, ¿a qué me refiero cuando hablo del equilibrio entre estos ácidos grasos?

Se recomienda mantener un equilibrio de omega 6 a omega 3 con una ratio de 1:1 a 4:1. Esto significa que, en nuestra dieta, por cada parte de omega 3 debería haber entre una y cuatro partes de omega 6. Este equilibrio es crucial para mantener una salud óptima y reducir la inflamación en el cuerpo. Sin embargo, en muchas dietas occidentales, la ratio actual puede ser tan alta como 20:1, lo cual favorece la inflamación y puede contribuir al desarrollo de diversas enfermedades crónicas.

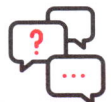

Conoce tus valores de ácidos grasos

Para evaluar el equilibrio de ácidos grasos omega 6 y omega 3 se pueden medir sus niveles en la sangre. Los métodos más comunes incluyen:

♥ **Perfil de ácidos grasos en eritrocitos.** Mide los niveles de omega 6 y omega 3 en los glóbulos rojos, proporcionando una visión de la ingesta dietética a largo plazo.

♥ **Índice omega 3.** Mide específicamente los niveles de EPA y DHA (tipos de omega 3) en los glóbulos rojos, siendo un marcador de riesgo cardiovascular.

CUIDADO CON EL ACEITE DE GIRASOL

Antes de seguir, me gustaría señalar algo sobre el aceite de girasol. Este aceite vegetal es ampliamente utilizado debido a su precio asequible y su alta disponibilidad, especialmente en Europa del Este y en algunos países de América Latina. Es un aceite muy rico en omega 6 (el equivalente a unos 65 gramos de omega 6 por cada 100 gramos de aceite) y no contiene omega 3. Después de todo lo que te he contado, ya sabes que esta alta concentración de omega 6 puede ser problemática si se consume en exceso y sin un adecuado balance con el omega 3.

Aunque el aceite de girasol tiene un punto de humo alto (aproximadamente 225 °C) y es adecuado para freír y hornear, es importante no utilizarlo repetidamente a altas temperaturas para evitar que se oxide y se formen compuestos dañinos. En crudo, sin embargo, el aceite de girasol aporta vitamina E, que es un antioxidante beneficioso para la piel y el sistema inmunológico, por lo que utilizarlo en aderezos y salsas puede ser una forma saludable de aprovechar estos beneficios sin los riesgos asociados al calentamiento excesivo. Sin embargo, no es recomendable su consumo, ni siquiera crudo, en una dieta antiinflamatoria.

Hay ocasiones en las que la inflamación es evidente y los síntomas son muy claros, pero en consulta vemos muchos otros casos como este que os quiero contar.

El caso de Clara
Cuando la inflamación es (muy) silenciosa

Clara, a sus cincuenta años, no lograba entender por qué no podía bajar de peso a pesar de todos sus esfuerzos. Con una altura de 170 cm y un peso de 72 kg, su porcentaje de grasa corporal del 22 por ciento se encontraba dentro de los valores recomendables. Sin embargo, su apariencia hinchada y la ropa cada vez más ajustada eran señales de que algo no iba bien. Además, estaba en plena etapa premenopáusica, sufriendo alteraciones en la menstruación, insomnio, sofocos nocturnos, cansancio y sequedad en la piel.

Clara se alimentaba a base de hidratos de carbono solos. Solía añadir un zumo de fruta a media mañana, lo que le provocaba un pico de insulina y la dejaba cansada durante el resto de la mañana.

Además, le gustaba consumir alimentos preparados vegetarianos, especialmente aquellos a base de soja, como hamburguesas y salchichas. Aunque estaban llenos de aditivos, Clara pensaba que eran saludables. También había sustituido el aceite de oliva que le ponía a su tostada del desayuno por margarina, también rica en omega 6, y a veces por platos preparados que, aunque parecían saludables, estaban cargados de grasas que no lo eran tanto. Esta combinación de malos hábitos alimenticios estaba aumentando su inflamación.

Durante nuestra consulta, nos dimos cuenta de que su problema no radicaba en su peso. Para confirmar nuestras sospechas, le hicimos una analítica que reveló una relación de 15:1 entre los ácidos grasos omega 6 y omega 3, un valor claramente desequilibrado que contribuía a su inflamación y a sus otros síntomas. Sus análisis de sangre revelaron otro dato alarmante: el NLR de Clara era de 12, muy por encima del rango normal, lo que indicaba un estado inflamatorio significativo en su cuerpo. Debíamos tomar medidas inmediatamente.

Clara había logrado mantener su peso y grasa dentro de los valores adecuados porque su ingesta calórica no era elevada y hacía deporte tres veces por semana. Sin embargo, los continuos picos de insulina y la alta ingesta de omega 6 estaban llevando a su cuerpo a un estado inflamatorio constante.

Decidida a mejorar su salud, Clara adoptó un plan alimenticio antiinflamatorio y de control de insulina. Este plan incluía comidas equilibradas cada tres horas, combinaciones de hidratos de carbono con proteínas, alimentos ricos en fibra y grasas saludables, y la eliminación de azúcares refinados y carbohidratos simples. Le propusimos una dieta con menús como este:

♥ **Desayuno:** avena cocida con leche de almendras, arándanos y una cucharada de semillas de chía. Como alternativa, una rebanada de pan integral con un huevo cocido o a la plancha, acompañado de una pieza de fruta y una infusión.

♥ **Media mañana:** un puñado de nueces y una pera.

♥ **Comida:** ensalada de lentejas con espinacas, tomate, pepino, cebolla roja y atún, aderezada con aceite de oliva, limón y sal.

♥ **Merienda:** palitos de zanahoria y apio con queso fresco bajo en grasa.

♥ **Cena:** salmón al horno con quinoa y verduras al vapor (brócoli, zanahorias).

♥ **Antes de ir a la cama:** infusión relajante.

Con esta nueva alimentación, Clara comenzó a notar una mejora significativa en su salud y su bienestar general. La dieta antiinflamatoria y de control de insulina la ayudó a manejar mejor su inflamación, a reducir sus síntomas crónicos y a progresar en su objetivo de sentirse mejor consigo misma, mejorando su calidad de vida y su energía diaria.

LOS SECRETOS DE LA MICOTERAPIA: HONGOS MEDICINALES PARA REVITALIZARTE

En la consulta hemos puesto en marcha una novedad para tratar la inflamación. La micoterapia es una disciplina terapéutca que utiliza hongos medicinales para la prevención y el tratamiento de diversas enfermedades. Esta práctica tiene sus raíces en la medicina tradicional oriental, especialmente en China y en Japón, donde se lleva utilizando miles de años.

Los hongos medicinales pueden ser útiles en el tratamiento de diversas enfermedades inflamatorias: calmando el dolor en las articulaciones de pacientes con artritis, mejorando la salud digestiva en enfermedades inflamatorias del intestino, aliviando los síntomas del asma y las alergias, reduciendo la inflamación en las arterias tan propia de dolencias cardiovasculares, modulando el sistema inmunológico en trastornos autoinmunes y protegiendo el cerebro de la inflamación crónica y el daño oxidativo. Estos son algunos de los hongos con los que estamos trabajando:

- ♥ *Reishi* (*Ganoderma lucidum*). Conocido por sus efectos inmunomoduladores y antiinflamatorios. Contiene triterpenos, compuestos que inhiben la liberación de histamina y reducen la producción de radicales libres, ayudando a disminuir la inflamación.
- ♥ *Chaga* (*Inonotus obliquus*). Rico en antioxidantes, contiene betulina y ácido betulínico, dos compuestos que pueden reducir la inflamación y mejorar la respuesta inmune.

- ♥ *Maitake* (*Grifola frondosa*). Sus polisacáridos, especialmente los betaglucanos, son conocidos por su capacidad para modular el sistema inmunológico y reducir la inflamación.
- ♥ *Cordyceps.* Los hongos de este género contienen adenosina y cordicepina, que tienen efectos antiinflamatorios y pueden mejorar la función celular y la producción de energía.
- ♥ **Melena de león** (*Hericium erinaceus*). Reconocido por sus beneficios para la salud cognitiva y sus propiedades antiinflamatorias gracias a compuestos bioactivos como las hericenonas y erinacinas.
- ♥ *Shiitake* (*Lentinula edodes*). Utilizado tanto en la cocina como en la medicina tradicional, el *shiitake* posee propiedades antiinflamatorias y contiene eritadenina, que puede ayudar a reducir los niveles de colesterol y mejorar la salud cardiovascular.

Para aprovechar los beneficios de la micoterapia, estos hongos pueden ser consumidos en diversas formas, como extractos, cápsulas o tés, o incorporados en la alimentación cotidiana. En la consulta optamos por una u otra dependiendo del caso que estemos tratando.

No obstante, recomiendo buscar el consejo de un profesional de la salud antes de comenzar cualquier tratamiento con hongos medicinales, especialmente si se padecen problemas de salud o se están tomando medicamentos. Además, se debe elegir productos de alta calidad y bien documentados en cuanto a su origen y proceso de fabricación. Y, por supuesto, ingerir las dosis adecuadas.

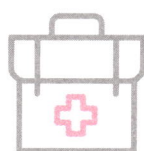

DISEÑA TU DIETA ANTIINFLAMATORIA

Como no podía ser de otra manera, el broche final de este capítulo es una guía completísima para que puedas diseñar tu dieta antiinflamatoria. Pero antes de meter las manos en la masa, debes saber que:

- ♥ **Las fuentes principales de omega 6** son los aceites vegetales (maíz, soja, girasol), las nueces y las semillas.
- ♥ **Las fuentes principales de omega 3** son las semillas de lino, la chía, las nueces y los pescados grasos (salmón, caballa, sardinas). Al respecto de estos últimos, es mejor **consumir pescados azules pequeños.** Los pescados azules de gran tamaño, como el salmón, el atún y el pez espada, acumulan mayor cantidad de mercurio en su musculatura. Por esta razón, la Sociedad Española de Alimentación Comunitaria recomienda reducir el consumo de pescado azul y decantarnos más por el blanco en dos etapas de la vida: el embarazo y la primera infancia.

En esta tabla puedes consultar la proporción de omega 3 en los alimentos que son más ricos en él.

Alimentos ricos en omega 3

Alimento	Porción	Omega 3
Salmón	100 g	1,5-2 g
Caballa	100 g	1,2-1,8 g
Sardinas	100 g	1-1,5 g
Arenque	100 g	1-1,5 g
Atún	100 g	0,5-1 g
Trucha	100 g	0,6-1 g
Semillas de lino	1 cucharada (15 g)	2,3 g
Semillas de chía	1 cucharada (15 g)	2 g
Nueces	30 g	2,5 g

Alimentos imprescindibles en una dieta antiinflamatoria

Grupo	Alimentos
Proteínas	→ **Pescados grasos:** salmón, caballa, sardinas, arenque, atún, trucha. → **Pollo** (preferiblemente sin piel). → **Pavo** (preferiblemente sin piel). → **Conejo.** → **Legumbres:** lentejas, garbanzos, alubias. → **Huevos.**

Hidratos de carbono

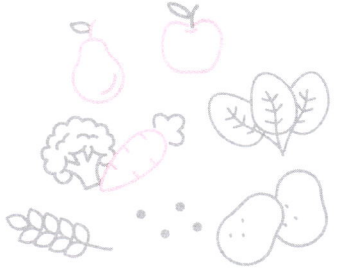

→ **Frutas:** bayas (arándanos, fresas, frambuesas), manzanas, peras, cítricos.
→ **Verduras:** espinacas, *kale*, brócoli, col rizada, zanahorias, pimientos.
→ **Granos enteros:** avena, quinoa, arroz integral, cebada.
→ **Semillas:** lino, chía.
→ **Tubérculos:** patatas.

Grasas saludables

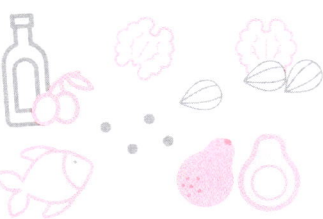

→ **Aceite de oliva virgen extra.**
→ **Aguacate.**
→ **Frutos secos:** nueces, almendras.
→ **Semillas:** linaza, chía, cáñamo.
→ **Pescados grasos:** salmón, caballa, sardinas.

Lácteos

Es importante consumirlos con moderación y dar preferencia a aquellos que sean bajos en grasa para maximizar sus beneficios antiinflamatorios.

→ **Yogur natural** bajo en grasa.
→ **Yogur griego** natural bajo en grasa.
→ **Queso fresco** bajo en grasa.
→ **Queso *cottage*** bajo en grasa.
→ **Leche** desnatada o semidesnatada.
→ **Kéfir** bajo en grasa.

Especias y hierbas

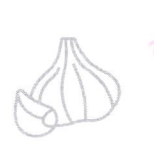  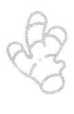

→ **Cúrcuma.**
→ **Jengibre.**
→ **Ajo.**
→ **Canela.**
→ **Pimienta negra.**
→ **Orégano.**
→ **Romero.**

Alimentos que evitar en una dieta antiinflamatoria

Grupo	Alimentos	Motivo
Azúcares y carbohidratos refinados	Bebidas azucaradas, postres, dulces, pasteles, galletas, pan blanco, arroz blanco y pasta refinada.	Causan picos de azúcar en sangre que pueden aumentar los niveles de insulina y promover la inflamación.
Grasas trans y aceites hidrogenados	Margarina, alimentos fritos, comida rápida, productos horneados comerciales y palomitas de maíz para microondas.	Pueden aumentar los marcadores inflamatorios y el riesgo de padecer enfermedades crónicas.
Grasas saturadas	Carnes procesadas (salchichas, tocino, embutidos), productos lácteos enteros, mantequilla y crema. Es recomendable evitar productos lácteos con azúcares añadidos y aquellos que estén altamente procesados.	Pueden aumentar el colesterol LDL.
Aceites vegetales ricos en omega 6	Aceite de palma, de girasol, de maíz, de soja, de cártamo y de algodón. Todos ellos son muy utilizados por la industria alimentaria.	Pueden contribuir a un desequilibrio en la proporción de omega 6 y omega 3.

Alimentos ultraprocesados	Comidas preparadas, aperitivos empaquetados, cereales para el desayuno con alto contenido de azúcar, bollería industrial, etcétera.	Suelen contener aditivos, conservantes y otros ingredientes que pueden aumentar la inflamación.
Alimentos con alto contenido en sodio	Comida rápida, sopas enlatadas, tentempiés salados, salsas comerciales, platos congelados preparados.	Pueden contener compuestos inflamatorios y aumentar el riesgo de enfermedades crónicas.
Lácteos enteros	Leche, queso y yogur enteros.	Pueden contener grasas saturadas.
Gluten (solo para personas sensibles)	Trigo, cebada, centeno y los alimentos que contienen gluten.	En personas sensibles o con enfermedad celiaca, el gluten puede desencadenar una respuesta inflamatoria.
Alcohol		Un consumo excesivo puede aumentar los marcadores inflamatorios y el riesgo de enfermedades crónicas.
Aditivos y conservantes	Procesados con conservantes, colorantes artificiales y potenciadores del sabor.	Pueden desencadenar inflamación en algunas personas.

MENÚS ANTIINFLAMATORIOS

MENÚ 1

DESAYUNO

Opción 1
Avena con frutas del bosque y nueces

- **Ingredientes:** ½ taza de avena, 1 taza de leche desnatada o bebida de almendras, ½ taza de frutas del bosque (fresas, arándanos, frambuesas), 1 cucharada de nueces picadas.
- **Preparación:** cocina la avena con la leche desnatada o la bebida de almendras hasta que tome la textura del *porridge*, agrega las frutas del bosque y las nueces picadas.

Opción 2
Yogur con semillas de chía y frutas

- **Ingredientes:** 1 taza de yogur natural bajo en grasa, 1 cucharada de semillas de chía, ½ taza de frutas (kiwi, mango, piña).
- **Preparación:** mezcla el yogur con las semillas de chía y agrega las frutas picadas.

MEDIA MAÑANA Y MERIENDA

- **Opción 1:** yogur natural bajo en grasa con un puñado de frutos secos (almendras o nueces).

- ♥ **Opción 2:** hummus con palitos de zanahoria y pepino.

- ♥ **Opción 3:** tostada integral con aguacate, tomate, sal y pimienta.

- ♥ **Opción 4:** frutas frescas (por ejemplo, manzana) con nueces.

COMIDA Y CENA

Opción 1
Pescado al horno con espárragos y arroz integral

- ♥ **Ingredientes:** 150 g de pescado azul (salmón, atún, bonito...), 1 taza de espárragos, ½ taza de arroz integral cocido, aceite de oliva, ajo, limón y sal.
- ♥ **Preparación:** hornea el pescado con un poco de aceite de oliva, ajo y limón, y sírvelo con los espárragos cocinados al vapor y el arroz integral.

Opción 2
Pollo a la parrilla con quinoa y verduras

- ♥ **Ingredientes:** 150 g de pechuga de pollo, 1 taza de quinoa cocida, 1 taza de brócoli, 1 zanahoria, 1 calabacín, aceite de oliva, hierbas y sal al gusto.
- ♥ **Preparación:** cocina el pollo a la parrilla, sírvelo con la quinoa cocida y las verduras al vapor aderezadas con un poco de aceite de oliva y las hierbas.

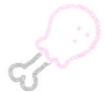

Opción 3
Ensalada de garbanzos, huevo y atún

- ❤ **Ingredientes:** 1 taza de garbanzos cocidos, 1 lata de atún en agua, ½ pimiento rojo, ½ pepino, ¼ de cebolla morada, un huevo duro, jugo de limón, aceite de oliva y sal.
- ❤ **Preparación:** mezcla los garbanzos, el atún, el pimiento, el pepino y la cebolla y adereza todo con el jugo de limón, la sal y el aceite de oliva a tu gusto

---

Opción 4
Pollo macerado en yogur sobre hojas de lechuga

- ❤ **Ingredientes:** 150 g de pechuga de pollo desmenuzada, canónigos o rúcula, 1 tomate, ½ aguacate, cebolla, yogur, mostaza de Dijon y sal.
- ❤ **Preparación:** en la nevera, macera el pollo en yogur natural bajo en grasa mezclado con una cucharada de postre de mostaza de Dijon durante una hora. Una vez macerado, cocínalo al horno o en freidora de aire. Mientras tanto, pica el tomate, el aguacate y la cebolla y mézclalos. Separa las hojas de lechuga y rómpelas. Para servir, rellena las hojas de lechuga con el pollo y el tomate, el aguacate y la cebolla picados, y adereza con un poco de salsa y sal.

Opción 5
Tortilla francesa de espinacas y champiñones

- ❤ **Ingredientes:** 2 huevos, 1 taza de espinacas frescas, ½ taza de champiñones, sal y pimienta al gusto.
- ❤ **Preparación:** bate los huevos junto con la sal y la pimienta y viértelo en una sartén caliente. Añade enseguida las espinacas y los champiñones y cocina todo hasta que los huevos estén hechos.

Opción 6
Ensalada de quinoa con aguacate y salmón

♥ **Ingredientes:** 1 taza de quinoa cocida, 100 g de salmón a la plancha, ½ aguacate, 1 taza de espinacas frescas, ¼ de taza de semillas de girasol, jugo de limón y sal al gusto.

♥ **Preparación:** mezcla la quinoa con el aguacate en trozos, el salmón desmenuzado, las espinacas cortadas y las semillas de girasol. Adereza con jugo de limón y sal.

 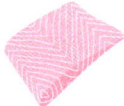 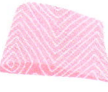 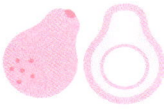

Opción 7
Pechuga de pavo con puré de boniato y espinacas salteadas

♥ **Ingredientes:** 150 g de pechuga de pavo, 1 boniato, 1 taza de espinacas frescas, aceite de oliva, sal y pimienta al gusto.

♥ **Preparación:** asa la pechuga de pavo. Mientras tanto, cuece el boniato y haz un puré con él y un poco de aceite de oliva. Saltea las espinacas en una sartén con aceite de oliva. Sirve todo junto.

Opción 8
Wrap integral de pollo y verduras

♥ **Ingredientes:** 1 tortilla integral, 100 g de pechuga de pollo a la parrilla, ½ pimiento rojo, ½ pepino, ¼ de cebolla, 1 cucharada de hummus.

♥ **Preparación:** rellena la tortilla integral con el pollo, las verduras picadas y el hummus. Enróllalo y sirve.

Sopa de pollo con vegetales

- **Ingredientes:** 150 g de pechuga de pollo, 1 zanahoria, 1 apio, 1 cebolla, 1 calabacín, 1 tomate, 1 litro de caldo de pollo, sal y pimienta al gusto.
- **Preparación:** cuece el pollo en el caldo de pollo junto con las verduras picadas, la sal y la pimienta hasta que todo esté bien cocido. Cuela el caldo y sírvelo solo o con fideos.

Opción 10
Pollo a la parrilla con verduras al vapor

- **Ingredientes:** 150 g de pechuga de pollo, 1 taza de brócoli, 1 zanahoria, 1 calabacín, aceite de oliva, hierbas al gusto y sal.
- **Preparación:** cocina el pollo a la parrilla y las verduras al vapor. Sirve todo junto y rocía con un poco de aceite de oliva, sal y hierbas.

MENÚ 2

DESAYUNO

- **Opción 1:** tostada integral con aguacate y huevo poché, acompañado de espinacas.

- **Opción 2:** avena cocida con leche de almendras, arándanos y una cucharada de semillas de chía.

♥ **Opción 3:** yogur natural bajo en grasa con frutas del bosque y nueces.

MEDIA MAÑANA Y MERIENDA

♥ **Opción 1:** un puñado de almendras y una manzana.

♥ **Opción 2:** yogur griego natural bajo en grasa con una cucharada de avena.

♥ **Opción 3:** palitos de zanahoria y apio con queso fresco bajo en grasa.

♥ **Opción 4:** hummus con palitos de zanahoria y pepino.

♥ **Opción 5:** guacamole con bastones de zanahoria y un huevo duro.

♥ **Opción 6:** rollitos de salmón ahumado con espinacas y queso fresco bajo en grasa.

COMIDA

♥ **Opción 1:** ensalada de lentejas con espinacas, tomate, pepino, cebolla roja y atún, aderezada con aceite de oliva y limón.

  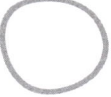 

- ♥ **Opción 2:** pollo a la parrilla con quinoa y verduras al vapor (brócoli, zanahorias).

- ♥ **Opción 3:** caballa al horno con espárragos y arroz integral.

CENA

- ♥ **Opción 1:** tortilla de verduras (espinacas, pimientos, cebolla, calabacín) acompañada de una ensalada mixta (canónigos, rúcula y tomate).

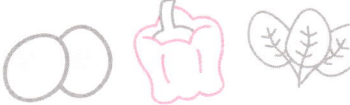

- ♥ **Opción 2:** pollo a la parrilla con verduras al vapor (brócoli, zanahorias) y arroz integral.

- ♥ **Opción 3:** ensalada de quinoa con aguacate y salmón.

ANTES DE ACOSTARSE

- ♥ **Opción 1:** infusión relajante.

- ♥ **Opción 2:** kéfir bajo en grasa.

LISTA DE LA COMPRA IMPRESCINDIBLE PARA UNA DIETA ANTIINFLAMATORIA

VEGETALES Y FRUTAS

Espinacas frescas	Arándanos
Aguacates	Apio
Tomates	Manzanas
Pepinos	Limones
Zanahorias	Espárragos
Frutas del bosque	Frutas frescas variadas
Pimientos (rojo, verde, amarillo)	Plátanos (para variar los desayunos)
Calabacín	Aguacates
Brócoli	Boniatos
Champiñón	

PROTEÍNAS

Huevos	Atún (en lata o fresco)
Pechuga de pollo	Pescado azul (caballa)
Salmón ahumado	Pechuga de pavo

LEGUMBRES Y GRANOS

Lentejas	Avena
Quinoa	Pan integral
Arroz integral	Garbanzos
Tortilla integral	

FRUTOS SECOS Y SEMILLAS

Semillas de chía	Almendras
Nueces	Semillas de girasol

LÁCTEOS Y SUSTITUTOS

Bebida de almendras	Kéfir bajo en grasa
Queso fresco bajo en grasa	Yogur natural bajo en grasa
Yogur griego natural bajo en grasa	Leche semidesnatada o desnatada

ESPECIAS Y CONDIMENTOS

Aceite de oliva virgen extra	Guacamole o, en su defecto, ingredientes para hacerlo casero
Hummus	Infusión relajante (manzanilla, valeriana, tilo, etcétera)
Mostaza de Dijon	

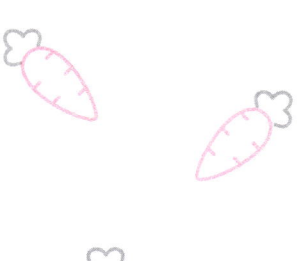

TEST PARA SABER SI SUFRES DE INFLAMACIÓN

1. ¿Tienes dolores articulares frecuentemente?

2. ¿Sufres de fatiga constante?

3. ¿Tienes hinchazón abdominal a menudo?

4. ¿Sientes que tu peso no se corresponde con tu volumen corporal?

5. ¿Tienes problemas digestivos como diarrea, estreñimiento crónico, ardor de estómago o reflujo gastroesofágico?

6. ¿Sufres de alergias o intolerancias alimentarias?

✔ ✗
☐ ☐

7. ¿Tienes la piel enrojecida o con manchas?

✔ ✗
☐ ☐

8. ¿Sufres de dolores de cabeza frecuentes?

✔ ✗
☐ ☐

9. ¿Tienes celulitis visible en las piernas o los glúteos?

✔ ✗
☐ ☐

10. ¿Experimentas cambios de humor repentinos?

✔ ✗
☐ ☐

11. ¿Tienes dificultad para perder peso a pesar de seguir una dieta saludable?

✔ ✗
☐ ☐

12. ¿Sufres de insomnio o de problemas para dormir?

✔ ✗
☐ ☐

13. ¿Tienes inflamación en las piernas o los tobillos?

✔ ✗
☐ ☐

14. ¿Tu índice neutrófilo-linfocito (NLR) es superior a 2?

☑ ☒

15. ¿Tienes niveles altos de azúcar en sangre?

☑ ☒

16. ¿Sufres de ansiedad o depresión?

☑ ☒

17. ¿Tienes infecciones recurrentes?

☑ ☒

18. ¿Sufres de enfermedades autoinmunes?

☑ ☒

19. ¿Tienes presión arterial alta?

☑ ☒

20. ¿Consumes alimentos ultraprocesados con frecuencia?

☑ ☒

21. ¿Tienes niveles elevados de colesterol LDL (*el malo*)?

☑ ☒

22. ¿Tienes antecedentes familiares de enfermedades inflamatorias?

☐ ✔ ☐ ✘

23. ¿Sufres de enfermedades cardiacas o riesgo cardiovascular?

☐ ✔ ☐ ✘

24. ¿Tienes problemas de memoria o concentración?

☐ ✔ ☐ ✘

25. ¿Experimentas hinchazón o retención de líquidos con frecuencia?

☐ ✔ ☐ ✘

DE 0 A 5 RESPUESTAS AFIRMATIVAS: PROBABILIDAD BAJA DE INFLAMACIÓN CRÓNICA

Puede que estés pasando por un mal momento anímico o que el estrés te esté jugando una mala pasada. En cualquier caso, mantén hábitos saludables y monitoriza cualquier cambio que experimentes en tu salud. Sigue una dieta equilibrada rica en frutas, verduras, grasas saludables (omega 3) y fibra. Limita los alimentos procesados y los azúcares refinados.

DE 6 A 10 RESPUESTAS AFIRMATIVAS: PROBABILIDAD MODERADA DE INFLAMACIÓN CRÓNICA

Considera ajustar tu dieta y estilo de vida para reducir la inflamación. Además de seguir una dieta antiinflamatoria, incorpora suplementos de omega 3 (de 0,5 a 1.000 mg/día), practica ejercicio regularmente y controla el estrés con técnicas de relajación. Deberás hacer algo más que poner el foco solo en tu alimentación.

DE 11 A 15 RESPUESTAS AFIRMATIVAS: PROBABILIDAD ALTA DE INFLAMACIÓN CRÓNICA

Es recomendable consultar a un profesional de la salud para recibir una evaluación más detallada. Necesitas un plan personalizado para bajar tu inflamación. Comienza desde ya con una dieta antiinflamatoria. Además, aumenta la ingesta de omega 3 (de 1.000 a 2.000 mg/día), elimina por completo los alimentos que pueden favorecer tu inflamación y sigue una rutina de ejercicios y técnicas de manejo del estrés.

DE 16 A 25 RESPUESTAS AFIRMATIVAS: PROBABILIDAD MUY ALTA DE INFLAMACIÓN CRÓNICA

Es crucial que busques ayuda médica y realices cambios significativos en tu dieta y estilo de vida. Necesitas un plan personalizado para bajar tu inflamación. Comienza con tu dieta antiinflamatoria, aumenta significativamente la ingesta de omega 3 (de 2.000 a 4.000 mg/día), sigue estrictamente las nuevas pautas de alimentación, practica ejercicio y limita tu estrés.

5

LA MICROBIOTA INTESTINAL,

EL PILAR DEL BIENESTAR

Si hay un tema al que siempre hago alusión cuando hablo de la alimentación y la salud es la microbiota intestinal. Todos deberíamos conocerla bien y cuidarla. La microbiota no es un ente abstracto que habita en alguna parte de nuestro sistema digestivo: es un órgano alojado en el tubo digestivo, que está compuesto por aproximadamente 1.014 bacterias diferentes pertenecientes a más de 400 especies distintas y que puede llegar a pesar hasta dos kilos. Cada individuo posee una microbiota intestinal única, comparable a un código de barras. Además, esta microbiota almacena información valiosa: el lugar de nacimiento, las residencias, la alimentación durante los primeros meses de vida, la higiene personal, el consumo de alimentos ultraprocesados y los medicamentos utilizados.

La microbiota no es estática: evoluciona hasta que cumplimos los cuatro años; se mantiene relativamente constante en la adultez, siempre y cuando no haya factores perturbadores, y experimenta cambios durante la vejez. La microbiota, aunque es más numerosa y diversa en el intestino, también se encuentra en la boca, la nariz, la piel, el esófago, el estómago, los pulmones, los genitales y el cerebro. Estas son sus principales funciones:

- ♥ **Desarrollo de la mucosa intestinal.** Contribuye a su crecimiento y mantenimiento.
- ♥ **Síntesis de vitaminas y sustancias fundamentales.** Colabora en la producción de vitaminas como la vitamina K y algunas

del complejo B, ácidos grasos de cadena corta y aminoácidos esenciales.

- ♥ **Colabora en el metabolismo de nutrientes.** Ayuda en la digestión y absorción de nutrientes, incluyendo la fermentación de fibras no digeribles.
- ♥ **Incide en el sistema nervioso.** Favorece el funcionamiento del sistema nervioso mediante la producción de neurotransmisores como la serotonina y la dopamina. La serotonina, crucial para el bienestar, se sintetiza a partir del triptófano en el intestino.
- ♥ **Estimula el sistema inmunitario.** Lo protege contra patógenos y regula la respuesta inmune.
- ♥ **Defensa contra patógenos.** Protege nuestro organismo de gérmenes patógenos. La mitad de las células inmunitarias se encuentran en el intestino, siendo vital su colonización por bacterias beneficiosas.
- ♥ **Produce ácidos grasos de cadena corta (AGCC).** Estos ácidos grasos, producidos por la fermentación de fibras no digeribles, son esenciales para la salud intestinal y metabólica.
- ♥ **Regula el peso corporal y el metabolismo.** La microbiota influye en el almacenamiento de grasa y la regulación del metabolismo energético.
- ♥ **Detoxificación.** Ayuda en la detoxificación de compuestos nocivos y en la metabolización de medicamentos.

En realidad, vivimos en simbiosis con nuestra microbiota. Esto significa que ambos *organismos,* tanto nosotros como nuestras bacterias, nos beneficiamos mutuamente de esta relación. **Tenemos más bacterias en nuestro cuerpo que células humanas,** lo que subraya la importancia de esta comunidad microbiana.

Os daré algunos ejemplos. Las bacterias pueden influir en nuestras preferencias alimenticias y algunas de la microbiota pueden producir señales que aumentan nuestros antojos de alimentos ricos en triptófano, el aminoácido precursor de la serotonina, influyendo así en nuestro estado de ánimo y en nuestro bienestar. Del mismo modo, una infección por cándida puede incrementar nuestro deseo de consumir azúcar, ya que este hongo prospera en ambientes ricos en glucosa.

BACTERIAS QUE SON BUENAS... Y OTRAS QUE NO TANTO

Aunque la mayoría de las bacterias de la microbiota son beneficiosas, existen algunas patógenas que pueden causar enfermedades. Todos hemos pasado por una gastroenteritis que nos ha dejado sin poder salir de casa algunos días con vómitos y diarrea. En un porcentaje muy alto, estas gastroenteritis están causadas por la *Escherichia coli*, más conocida como *E. coli*.

Esta bacteria está comúnmente presente en el intestino humano y de otros animales. Aunque muchas cepas de *E. coli* son inofensivas y forman parte de una microbiota saludable, algunas pueden ser perjudiciales y provocar infecciones graves. Las infecciones por *E. coli* pueden darse a través del consumo de alimentos o agua contaminados, o mediante el contacto directo con animales infectados o personas portadoras de la bacteria. Entre las cepas de *E. coli* que más comúnmente causan enfermedades está la *E. coli O157*, conocida por causar diarrea hemorrágica y, en casos graves, insuficiencia renal.

Pero *E. coli* no es la única bacteria patógena que puede causar problemas de salud. Otros ejemplos incluyen *Clostridium difficile (C. difficile)*, que puede provocar colitis grave y diarrea, especialmente después del uso de antibióticos, y salmonela, que puede causar infecciones gastrointestinales a través de alimentos contaminados. Además, el *Helicobacter pylori*, una bacteria que puede sobrevivir en el ambiente ácido del estómago, está asociada con el desarrollo de úlceras y de gastritis.

El impacto de la microbiota en la depresión, el alzhéimer y el covid-19

La microbiota intestinal no solo afecta a la salud digestiva, sino que también puede estar implicada en una gran variedad de enfermedades. Se ha observado que una microbiota alterada puede estar relacionada con afecciones como la depresión, el alzhéimer y la esclerosis múltiple. Estas enfermedades pueden estar vinculadas a la disbiosis, un desequilibrio en la microbiota que afecta a la comunicación entre el intestino y el cerebro (y de la que hablaremos luego), así como a problemas en la función inmunitaria. Cabe señalar también que la microbiota intestinal tiene relación directa con la gravedad de los síntomas del covid-19. Las personas con disbiosis suelen tener síntomas más graves y son más propensas a desarrollar complicaciones serias o duraderas, como el covid persistente.

LA FORMACIÓN DE LA MICROBIOTA: EL PARTO Y LA LACTANCIA

El parto es crucial para la microbiota del recién nacido. Durante el parto vaginal, el bebé se expone a las bacterias de la madre, lo que ayuda a iniciar la colonización de su microbiota intestinal. Los bebés nacidos por cesárea tienen una microbiota diferente, más parecida a la microbiota de la piel, mientras que los nacidos por parto vaginal tienen una microbiota similar a la vaginal de la madre.

La lactancia materna también juega un papel esencial en el desarrollo de la microbiota. La leche materna no solo nutre al bebé, sino que también contiene una rica mezcla de bacterias beneficiosas y nutrientes que promueven el crecimiento de una microbiota equilibrada y diversa.

Te contaré algo: en las clínicas de fertilidad ya se están realizando estudios previos de microbiota para mejorar las tasas de éxito en los tratamientos de fertilidad. Estos estudios buscan comprender mejor cómo la microbiota de los padres puede influir en la salud y el desarrollo del bebé desde los primeros momentos de su vida. Por esta razón, es importante que los padres empiecen a cuidar su alimentación antes de la concepción del bebé, asegurándose de mantener una dieta equilibrada y rica en nutrientes que favorezcan una microbiota saludable.

El caso de Laura y David
Cuando se asfalta el camino
hacia la fertilidad

A pesar de haber recurrido a técnicas de fecundación *in vitro*, Laura y David, que acudieron a mi consulta por problemas digestivos, no habían logrado el embarazo, y las pruebas médicas no habían revelado problemas aparentes en ninguno de los dos.

A Laura muchos alimentos le provocaban malestar, se sentía hinchada a medida que avanzaba el día y sufría digestiones prolongadas. Aunque su alimentación parecía correcta, había eliminado progresivamente de su dieta varios alimentos en un intento de aliviar sus síntomas, como algunas frutas, verduras y productos integrales. Además, asociaba los síntomas que tenía al estrés que le estaba produciendo el proceso de fertilidad. También estaba muy estreñida, un problema que había tenido toda la vida, y había tomado laxantes durante años para poder ir al baño, lo cual complicaba aún más su situación.

Por su parte, David había comenzado a comer de manera similar a Laura, también retirando algunos alimentos de su dieta. Aunque no presentaba los mismos problemas digestivos que su pareja, seguía el mismo patrón alimenticio en un intento de apoyarla y posiblemente de mejorar sus propias condiciones de salud.

Durante la evaluación, identificamos que Laura tenía un sobrecrecimiento bacteriano (o SIBO, por sus siglas en inglés) asociado a una intolerancia a la lactosa y a la fructosa. Su tratamiento se centró en personalizar su dieta, empleando probióticos y suplementos específicos para restaurar la salud de su intestino y aliviar sus síntomas gastrointestinales. Después de algunos meses de tratamiento, la siguiente fecundación *in vitro* fue un éxito y nació Inés, una niña sana y regordeta de 3,5 kg.

TODO SOBRE LOS CUIDADOS DE LA MICROBIOTA

Podemos mantener una microbiota equilibrada gracias a una dieta rica en fibras prebióticas, frutas, verduras, grasas saludables y proteínas tanto vegetales como animales. Esta es la premisa general, pero a continuación te daré más detalles sobre la alimentación más adecuada.

Al hablar de la microbiota hay que hacer referencia a los probióticos, los prebióticos, la fibra y el almidón resistente. Vamos por partes:

- ❤ **Los probióticos** son alimentos o suplementos que contienen microorganismos vivos que, en cantidades adecuadas, mantienen y mejoran las bacterias buenas de nuestro organismo.

  Alimentos como el yogur y el kéfir contienen probióticos naturales que nos ayudan a tener una microbiota sana. También el chucrut (una col fermentada), el miso (una pasta fermentada de soja muy usada en la cocina japonesa), el *tempeh* (que procede de la soja), el té kombucha y encurtidos fermentados de manera natural, como los pepinillos en salmuera.

- ❤ **Los prebióticos** son fibras no digeribles que sirven de alimento para las bacterias beneficiosas del intestino, contribuyendo a su proliferación y salud. De hecho, actúan como nutrientes de la microbiota.

  Alimentos prebióticos son el ajo, la cebolla, el puerro, el plátano, los espárragos, la manzana, la avena, el trigo integral y legumbres como las lentejas y las judías.

- ❤ **Los simbióticos** son productos que combinan probióticos y prebióticos en una sola fórmula. Tienen el objetivo de maximizar los beneficios de ambos tipos de alimentos para la salud intestinal, mejorando la supervivencia y eficacia de los probióticos al proporcionarles el *combustible* necesario para prosperar.

LA FIBRA, EL ALIMENTO DE NUESTRA MICROBIOTA

Aunque no sea un nutriente, la fibra que aportan los hidratos de carbono estimula los movimientos del intestino y sirve de alimento para nuestra microbiota. Como recordarás, en el primer capítulo te hablé de los nutrientes y de la importancia de ingerir alimentos integrales precisamente por su contenido en fibra. El ser humano no posee las enzimas necesarias para la degradación de la fibra. Sin embargo, las bacterias que forman parte de nuestra microbiota sí disponen de ellas. Además, la fibra interviene en procesos fisiológicos como la peristalsis intestinal: los movimientos de contracción y relajación producidos en nuestro tubo digestivo para que el alimento los recorra de manera correcta.

Entre otros beneficios, la fibra previene el estreñimiento, la diabetes y las enfermedades cardiovasculares. Una dieta equilibrada debe contener unos 30 gramos de media de fibra al día. La fibra puede ser de dos tipos:

- ♥ **Soluble.** Capta agua y ralentiza la absorción de grasas y glúcidos. Además de reducir el tiempo de la elevación de la glucemia después de las comidas, sirve de alimento a la microbiota intestinal. Su función es retrasar el vaciado gástrico y reducir la elevación de la glucemia tras la ingesta. La encontramos en la avena, las legumbres, la cebada, la manzana, las frutas cítricas, las fresas y las zanahorias.
- ♥ **Insoluble.** Limpia las paredes del intestino y aumenta el volumen de las heces, de modo que evita el estreñimiento. Resulta fundamental para un correcto tránsito digestivo. La encontramos en la harina de trigo integral, el salvado de trigo, los cereales integrales, las semillas, la lechuga, las espinacas, la acelga, el repollo, el brócoli, las uvas, las uvas pasas y las frutas secas.

EL ALMIDÓN RESISTENTE, UN POTENTE PREBIÓTICO

El almidón resistente es un tipo de almidón que llega intacto al intestino grueso actuando de forma similar a la fibra dietética fermentable. Tiene, por tanto, una función prebiótica (da de comer a las bacterias del colon), promoviendo la producción de ácidos grasos de cadena corta como el butirato, que son imprescindibles para nuestra salud intestinal. El almidón resistente resulta ideal para mantener los niveles de glucosa en **sangre** lo más estables posible, además de que nos proporciona una mayor saciedad que el almidón convencional.

El arroz, las legumbres, el plátano, la pasta y la patata son fuentes de almidón resistente, pero antes de comerlos, en algunos casos, debemos hacer algo con ellos.

- ♥ **Arroz y pasta.** Cocinamos el arroz o la pasta como de costumbre. Una vez cocidos, los enfriamos rápidamente en agua fría y luego los dejamos en la nevera durante al menos doce horas. Esto transforma parte del almidón en almidón resistente. Podemos recalentarlos ligeramente antes de comer. Por cierto, comerse las sobras de la paella del día anterior o de la ensalada campera que hemos guardado en la nevera también cuenta como ingesta de almidón resistente.
- ♥ **Legumbres.** Las lentejas, los garbanzos y otras legumbres son excelentes fuentes de almidón resistente. Habrá que cocinarlas y enfriarlas en la nevera antes de consumirlas.
- ♥ **Plátanos verdes.** Contienen más almidón resistente que los maduros. Se pueden consumir crudos o cocidos para obtener sus beneficios.
- ♥ **Patatas.** Cocinamos las patatas como de costumbre (hervidas, al horno, etcétera). Luego las dejamos en la nevera unas doce horas. Este proceso de enfriamiento aumenta su contenido de almidón resistente. También podemos recalentarlas ligeramente antes de comerlas.

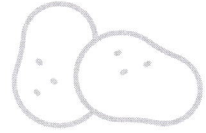

Propiedades del almidón resistente

Cuida de la microbiota

→ Es una fuente de energía.
→ Cuida la integridad de la barrera intestinal.
→ Previene el cáncer de colon.

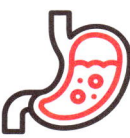

Es saciante

→ Disminuye la velocidad del vaciamiento gástrico.
→ Mantiene la glucemia estable.

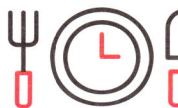

Sobre la glucosa y los lípidos

→ Tiene menor contenido de hidratos de carbono y lípidos disponibles para su absorción.
→ Disminuye las subidas de glucosa e insulina después de las comidas.
→ Mejora la sensibilidad a la insulina.
→ Reduce los niveles de colesterol.

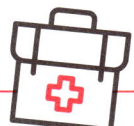

DISBIOSIS: CUANDO EL EQUILIBRIO SE ROMPE

Cuando se produce la disbiosis, ese desequilibrio de la microbiota, las bacterias beneficiosas se ven desplazadas por bacterias potencialmente patógenas. Esto puede estar causado por factores muy diversos, como son el uso de algunos fármacos (antiácidos, antibióticos y antiinflamatorios), situaciones continuadas de estrés, seguir una dieta rica en comida ultraprocesada, comer poca fibra o sufrir infecciones bacterianas. Este desequilibrio puede desencadenar trastornos como diarrea, síndrome del intestino irritable (SII), alergias, intolerancias alimentarias, obesidad y, claro, sobrecrecimiento bacteriano.

Para identificar rápidamente una posible disbiosis, hay una serie de síntomas que conviene conocer. Los más frecuentes son malestar intestinal, hinchazón, diarrea, estreñimiento, eczemas, manchas en la piel, dolor en las articulaciones y un deseo irrefrenable de comer dulce. También episodios de ansiedad, depresión y cambios de humor bruscos. Además, la disbiosis puede llevarnos a sufrir una variedad de problemas de salud como síndrome del intestino irritable, colon irritable, alergias e intolerancias alimentarias, obesidad y sobrecrecimiento de *Candida albicans* y *Helicobacter pylori*. Como puedes comprobar, es un asunto serio y que debemos atajar cuanto antes. El tratamiento a seguir es una combinación de:

- ❤ **Seguir una dieta baja en FODMAP.** Está indicada para personas con disbiosis grave, intolerancia a la fructosa, síndrome del intestino irritable y sobrecrecimiento bacteriano. Esta dieta elimina azúcares que no se pueden absorber correctamente en el intestino delgado y que fermentan en el intestino grueso, causando inflamación y exceso de flatulencias. En el apartado siguiente te detallo en qué consiste.

- ❤ **Ingerir probióticos y prebióticos,** porque juntos pueden ayudar a restablecer una microbiota desequilibrada. En estos casos no es suficiente con tomar yogur o kéfir, sino que hay que optar por suplementos. Entonces será importante saber qué cepas de probióticos elegir y en qué dosis administrarlas para restaurar ese equilibrio, ya que no todas son iguales.

- ❤ **Tomar sustancias adicionales.** La L-glutamina, el n-butirato, el zinc, los betacarotenos, los ácidos grasos omega 3, la cúrcuma y el regaliz, además de antimicrobianos específicos como orégano, romero, salvia o tomillo, pueden ayudar a mantener la barrera intestinal en buen estado y a reparar la permeabilidad intestinal.

LA DIETA FODMAP DE LA TEORÍA A LA PRÁCTICA

FODMAP es un acrónimo tomado del inglés que se refiere a un grupo de nutrientes (en concreto, carbohidratos de cadena corta y polioles) que son fermentables y pueden causar síntomas digestivos en personas sensibles. La dieta FODMAP es una intervención dietética diseñada para ayudar a las personas con diversos trastornos gastrointestinales funcionales, como disbiosis severa, y condiciones como síndrome del intestino irritable (SII), sobrecrecimiento bacteriano en el intestino delgado (SIBO), intolerancias alimentarias, diarrea persistente y otros problemas digestivos similares.

Fermentable. Azúcares que no se absorben bien en el intestino delgado y son fermentados por bacterias en el intestino grueso.

Oligosacáridos (fructanos y galactanos). Los fructanos se encuentran en productos de trigo y ciertas verduras, mientras que los galactanos están en legumbres como frijoles, lentejas y garbanzos.

Disacáridos (lactosa). La lactosa es el disacárido FODMAP principal, presente en la leche y los productos lácteos. Las personas intolerantes a la lactosa tienen niveles bajos de lactasa, la enzima que descompone la lactosa, por lo que una dieta FODMAP les favorece.

Monosacáridos (fructosa). El exceso de fructosa es problemático y se encuentra en frutas, miel y jarabe de maíz con alto contenido de fructosa.

And ('y').

Polioles (sorbitol, manitol, xilitol y maltitol). Alcoholes de azúcar como el sorbitol y el manitol, presentes en algunas frutas y verduras y en la mayoría de los productos *light*.

Todos estos carbohidratos y alcoholes de azúcar no se absorben completamente en el intestino delgado y terminan fermentando en el intestino grueso por la acción de las bacterias presentes en él. Este proceso de fermentación produce ácidos grasos de cadena corta, como el ácido butírico, y gases como dióxido de carbono, metano e hidrógeno, causando inflamación intestinal y exceso de gases. Las diarreas (uno de los síntomas más frecuentes) suelen estar relacionadas con la mala absorción de estos azúcares debido a la alta capacidad osmótica de estos, que atrae agua al intestino, altera la motilidad intestinal y provoca diarreas persistentes en personas sensibles a los FODMAP.

Alimentos bajos en FODMAP

Categoría	Alimentos
Frutas 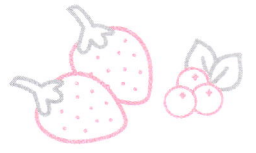	Plátanos verdes, arándanos, melón dulce, melón cantalupo, kiwi, limón, lima, naranja, maracuyá, piña fresca, frambuesa, fresa, mandarinas, papaya, aceitunas, pomelo, granada, uvas y tomates (estas cuatro últimas en pequeñas cantidades).
Verduras, hortalizas, tubérculos y legumbres	Alfalfa, pimiento, zanahorias, pepinos, berenjenas, judías verdes, canónigo, rúcula, chirivías, patatas, calabaza, acelgas, endibias, espinacas, cebolleta (la parte verde), calabacín, col rizada, alubias verdes y apio (en pequeñas cantidades y solo el tallo).
Productos lácteos	Leche, yogur y queso (todos sin lactosa), quesos duros y curados (*brie, cheddar, camembert*) y leche de coco (estos dos últimos en pequeñas cantidades).

Alimentos bajos en FODMAP

Categoría	Alimentos
Bebidas vegetales	Bebidas de arroz, almendra y soja (hechas con proteína aislada, no con habas de soja).
Carne	Carne roja simple (ternera, cordero, cerdo), pescado, aves (pollo, pavo), tocino, mariscos (gambas, ostras, langosta) y carnes procesadas de calidad (sin ingredientes altos en FODMAP).
Granos y cereales	Pan sin gluten, trigo sarraceno, avena (sin gluten), polenta, arroz (blanco, basmati), quinoa y tortitas de maíz.
Edulcorantes	Sirope de arce, sirope dorado, azúcar (blanco y moreno), glucosa y estevia (máx. 5 g).
Frutos secos y semillas	Almendras (máximo 12 g diarios), nueces (máximo 25 g diarios), chía, pipas de girasol y semillas de calabaza, sésamo y cáñamo.
Aceites y grasas	Aceite de oliva, de coco, de aguacate y de sésamo y mantequilla clarificada (*ghee*).
Bebidas	Agua, café natural (en pequeñas cantidades), vino blanco y espumoso, té negro y verde.

Alimentos altos en **FODMAP**

Categoría	Alimentos
Frutas	Manzana, albaricoque, moras, cerezas, higos, mango, nectarina, melocotón, pera, ciruela, sandía, pasas, y aguacate y pomelo (si se consumen en grandes cantidades).
Frutas procesadas	Frutas secas y deshidratadas.
Verduras, hortalizas, tubérculos y legumbres	Ajo, cebolla, coles de Bruselas, coliflor, espárragos, remolacha, champiñones (de todos los tipos), guisantes, brócoli, alcachofa, puerros y col rizada (si se consume en grandes cantidades).
Granos y cereales	Trigo, centeno, cebada, panes, pastas y galletas que contengan trigo, harina de garbanzo, harina de coco y cereales con miel.
Proteínas	Carnes procesadas con ingredientes altos en FODMAP, embutidos con ajo y cebolla, y tofu procesado con ingredientes altos en FODMAP.
Productos lácteos	Leche de vaca, queso fresco (*ricotta*, crema), yogur normal, helado, leche de soja (hecha con granos de soja) y crema agria.
Frutos secos y semillas	Pistachos y anacardos.
Bebidas	Manzanilla, bebidas endulzadas con jarabe de maíz alto en fructosa, zumos de frutas, cerveza y vino tinto (estos tres últimos si se consumen en grandes cantidades).

FASES DE LA DIETA FODMAP

La dieta FODMAP se divide en tres fases.

1 FASE DE ELIMINACIÓN

- ❤ **Objetivo.** Reducir los síntomas gastrointestinales al eliminar todos los alimentos altos en FODMAP.
- ❤ **Duración.** Generalmente, de cuatro a seis semanas.
- ❤ **Alimentos que se deben evitar.** Todos los alimentos altos en FODMAP.

2 FASE DE REINTRODUCCIÓN

- ❤ **Objetivo.** Identificar qué FODMAP específicos causan síntomas y en qué cantidad.
- ❤ **Proceso.** Reintroducir cada grupo de FODMAP de manera gradual y sistemática, uno cada vez, mientras se monitorizan los síntomas.
- ❤ **Duración.** Cada grupo de alimentos se reintroduce durante unos días, seguido de un periodo de observación de síntomas. Este periodo varía en función de la respuesta de cada cuerpo y puede durar un par de meses o más tiempo.

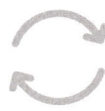

3 FASE DE PERSONALIZACIÓN

♥ **Objetivo.** Crear una dieta sostenible y equilibrada basada en los resultados de la fase de reintroducción.

♥ **Proceso.** Incorporar alimentos FODMAP que sean bien tolerados y continuar evitando aquellos que causaban síntomas.

♥ **Resultado.** Una dieta adaptada que minimiza los síntomas gastrointestinales mientras se mantiene una alimentación variada y nutritiva.

Es importante que la dieta FODMAP sea prescrita y supervisada por un especialista, ya que no debe mantenerse por largos periodos de tiempo. Las etapas de reintroducción están diseñadas para identificar los alimentos específicos que causan síntomas y asegurar una dieta equilibrada a largo plazo.

UNA SEMANA CON DIETA FODMAP

Este es un ejemplo de menú semanal diseñado para proporcionar una alimentación equilibrada y variada, ajustada a una dieta baja en FODMAP. Es importante recordar que una dieta de este tipo debe adaptarse a las necesidades individuales de cada persona. Los ingredientes pueden ser intercambiados por otros permitidos en la dieta baja en FODMAP para conseguir mayor diversidad y personalización, por lo que es imprescindible consultar con un especialista que dé seguimiento al proceso y realice cualquier ajuste necesario.

DESAYUNOS

Opción 1
Té y *porridge* con fruta

- ♥ Avena sin gluten cocida (en pequeñas cantidades) en bebida de almendras o en leche sin lactosa
- ♥ Fresas frescas en rodajas
- ♥ Para beber, una taza de té verde o café natural con leche sin lactosa o con bebida de soja (hecha con proteína aislada, no con habas de soja)

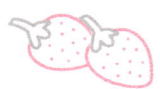  

Opción 2
Tostadas con huevo poché y aguacate

- ♥ Pan sin gluten o de trigo sarraceno tostado
- ♥ 1 huevo poché
- ♥ Medio aguacate cortado en rodajas (máx. 60 g)
- ♥ Una rodaja de papaya
- ♥ Para beber, una taza de café natural

Opción 3
Yogur con frutas y tostas de arroz con queso

- ♥ 1 yogur sin lactosa
- ♥ Un puñado de arándanos frescos
- ♥ Tostas de arroz
- ♥ Queso sin lactosa (*brie, cheddar* o *camembert*)
- ♥ Para beber, una taza de té verde o café natural con leche sin lactosa

MEDIAS MAÑANAS Y MERIENDAS

Opción 1
Fruta y frutos secos

- 1 kiwi u otra pieza de fruta baja en FODMAP
- Un puñado de nueces (como máximo, 25 g)

Opción 2
Tostas de arroz con queso

- Tostas de arroz
- Queso sin lactosa (*brie, cheddar* o *camembert*)
- Té negro

Opción 3
Tortilla de espinacas con pipas de girasol

- Espinacas frescas
- 2 huevos
- Un puñado de pipas de girasol

Opción 4
Yogur con semillas y frutos rojos

- 1 yogur sin lactosa
- Un puñado de pipas de calabaza
- Frambuesas frescas

Opción 5
Café con bebida de soja y nueces

- ❤ Una taza generosa de café con mucha bebida de soja (hecha con proteína aislada, no con habas de soja)
- ❤ Un puñado de nueces (como máximo, 25 g)

COMIDAS Y CENAS

Opción 1
Pollo con arroz y ensalada

- ❤ 1 pechuga de pollo a la plancha
- ❤ Para la ensalada: espinacas, zanahorias y pepino, con aderezo de aceite de oliva y sal
- ❤ 1 tacita de arroz blanco

Opción 2
Pavo con verduras asadas

- ❤ 1 filete de pavo al horno
- ❤ Patatas, zanahorias y calabacín asados

Opción 3
Pescado a la mostaza y ensalada de quinoa

- ❤ Merluza o bacalao pincelados con 1 cucharadita de mostaza de Dijon y horneados o cocinados en freidora de aire
- ❤ Para la ensalada: quinoa, rúcula y tomate (este último en pequeñas cantidades), aliñada con aceite de oliva y sal

Opción 4
Salmón con verduras asadas

- ❤ 1 filete de salmón al horno o en freidora de aire
- ❤ Patatas asadas con pimientos y calabacín

Opción 5
Pollo con quinoa y ensalada

- ❤ 1 pechuga de pollo a la plancha
- ❤ Quinoa
- ❤ Para la ensalada: espinacas frescas, zanahorias y pepino, aderezado con aceite de oliva y sal

---

Opción 6
Tortilla de espinacas y queso y ensalada

- ❤ 2 huevos
- ❤ Espinacas frescas
- ❤ Queso sin lactosa
- ❤ Ensalada de rúcula y tomate (en pequeñas cantidades)

LISTA DE LA COMPRA PARA LA SEMANA

FRUTAS

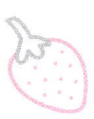 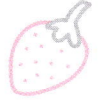 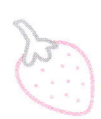 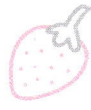

5 kiwis	1 papaya	1 caja de arándanos
1 caja de fresas	1 caja de frambuesas	1 aguacate

VERDURAS Y HORTALIZAS

1 bolsa de espinacas frescas	2 pepinos
1 bolsa de rúcula	1 paquete de tomates *cherry*
1 bolsa de canónigos	4 calabacines
1 manojo de zanahorias	1 bolsa de patatas

PROTEÍNAS

 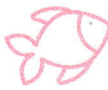 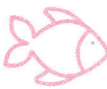

1,5 kg de pechugas de pollo	500 g de filetes de salmón
500 g de filetes de pavo	1 docena de huevos
500 g de merluza o bacalao	

LÁCTEOS

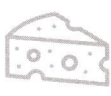 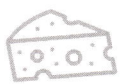 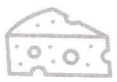

Yogures sin lactosa	1 litro de leche sin lactosa
200-300 g de queso sin lactosa (*brie, cheddar* o *camembert*)	

GRANOS Y CEREALES

Avena (sin gluten)	1 paquete de arroz blanco

| 1 paquete de quinoa | 1 paquete de tortas de arroz |

Pan sin gluten o trigo sarraceno

FRUTOS SECOS Y SEMILLAS

| 150 g de nueces | 100 g de pipas de girasol |

100 g de pipas de calabaza

BEBIDAS

| 1 litro de bebida de almendra | Té negro |
| Café natural | Té verde |

1 litro de bebida de soja (hecha con proteína aislada, no con habas de soja)

ACEITES Y GRASAS

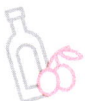 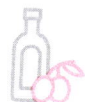 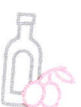

Aceite de oliva virgen

EDULCORANTES

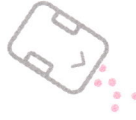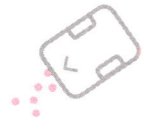

Azúcar (blanca o morena)   Estevia

OTROS

1 bote de mostaza de Dijon

Ve adaptando la lista de la compra en función de las opciones de menú que elijas.

INTESTINO HIPERPERMEABLE: CUANDO EL FILTRO NO FILTRA

Cuando nuestro intestino funciona correctamente, actúa como una barrera selectiva, permitiendo que solo las moléculas beneficiosas, como aminoácidos, hidratos de carbono simples, vitaminas, minerales y grasas, nutran nuestro organismo al llegar al torrente sanguíneo y la linfa, un líquido que circula por nuestro cuerpo y nos ayuda a eliminar desechos y a combatir infecciones.

Sin embargo, cuando el intestino se vuelve hiperpermeable, lo que comúnmente llamamos *un intestino en colador*, esa barrera se debilita. Como resultado, no solo los nutrientes, sino también moléculas potencialmente perjudiciales pueden pasar al torrente sanguíneo, desencadenando una serie de reacciones inflamatorias y comprometiendo nuestra salud.

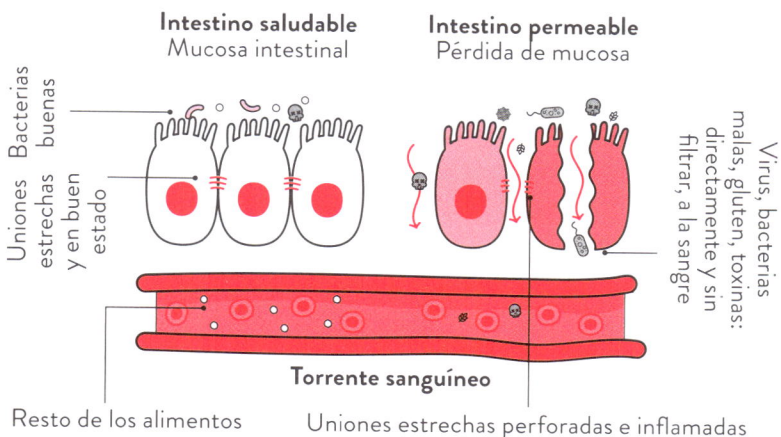

Intestino saludable
Mucosa intestinal

Intestino permeable
Pérdida de mucosa

Bacterias buenas

Uniones estrechas y en buen estado

Virus, bacterias malas, gluten, toxinas: directamente y sin filtrar, a la sangre

Torrente sanguíneo

Resto de los alimentos

Uniones estrechas perforadas e inflamadas

Este problema está estrechamente relacionado con la disbiosis, porque muchos de los factores que dañan nuestra microbiota también afectan a la barrera intestinal:

- ♥ **Mala alimentación.** El consumo excesivo de ultraprocesados y aditivos alimentarios, las dietas ricas en grasas y pobres en fibra, el consumo excesivo de alcohol y la falta de nutrientes esenciales, como la vitamina D y el zinc, y de glutamina y butirato en dietas demasiado restrictivas.
- ♥ **Ciertos tratamientos.** La toma prolongada de inhibidores de la bomba de protones (como el omeprazol) y de antibióticos, los tratamientos de quimioterapia y radioterapia y la toma de antiinflamatorios (como el ibuprofeno y la aspirina).
- ♥ **Infecciones intestinales** como la gastroenteritis.
- ♥ **Un mal estilo de vida.** Sobre todo estrés crónico, el consumo de tabaco y la exposición a tóxicos ambientales.
- ♥ **El ejercicio físico intenso.** Pruebas especialmente exigentes para nuestro cuerpo como correr una maratón pueden influir en nuestra salud digestiva.
- ♥ **El envejecimiento,** que inevitablemente afecta a nuestro intestino. También influye el bajo consumo de proteínas en personas mayores.

El caso de Paula
Cuando el intestino se vuelve hiperpermeable

Paula, de treinta y ocho años, vino a la consulta preocupada porque llevaba meses sintiéndose mal. Su abdomen estaba siempre hinchado y sufría episodios de diarrea alternados con otros de estreñimiento. Además, estaba siempre cansada y notaba que cada vez más alimentos le sentaban mal, incluso aquellos que antes podía comer sin problemas. Estos síntomas la llevaron a buscar respuestas y le hicimos un test de permeabilidad intestinal para ver cómo estaba funcionando su intestino. Descubrimos que, en lugar de actuar como un filtro, su intestino estaba dejando pasar cosas que deberían haberse quedado fuera, como ciertos alimentos, bacterias e incluso toxinas. Esto estaba provocando que su sistema inmunológico se activara constantemente, lo que le causaba los síntomas que estaba experimentando: malestar digestivo, intolerancias alimentarias y un cansancio que no se iba.

Paula empezó una dieta antiinflamatoria, rica en alimentos naturales y llena de nutrientes como la vitamina D y el zinc, que fueron esenciales para reparar su intestino. También eliminamos todo lo que le estaba haciendo daño, como los alimentos ultraprocesados y el alcohol.

Además, le recomendamos probióticos específicos para ayudar a equilibrar su microbiota, crucial para mantener el intestino sano. También le sugerimos hacer actividades que la ayudaran a relajarse, como el yoga y la meditación, para reducir el impacto del estrés en su digestión. Finalmente, revisamos, junto con su médico, su uso de medicamentos como los inhibidores de la bomba de protones (que había estado tomando para la acidez) para reducirlos de manera gradual.

Después de unas semanas siguiendo este plan, Paula comenzó a sentirse mejor. Su hinchazón disminuyó, su digestión se normalizó y recuperó su energía. Además, pudo volver a comer algunos alimentos que antes le causaban problemas sin experimentar los síntomas que la habían traído a la consulta.

TEST PARA DETECTAR DISBIOSIS E HIPERPERMEABILIDAD INTESTINAL

Existen señales muy claras que nos hacen pensar rápidamente que algo no va bien en nuestro aparato digestivo, como la diarrea, el estreñimiento, los gases, etcétera, pero también hay muchos otros que no son tan evidentes, como las ganas de comer dulce a todas horas, manchas en la piel, picores, dolor de cabeza o en las articulaciones... Estos signos, aunque no tan obvios, pueden ser indicativos de disbiosis o de hiperpermeabilidad intestinal, dos condiciones que pueden modificar el equilibrio de nuestra microbiota intestinal y, como resultado, alterar nuestro bienestar general.

SÍNTOMAS DIGESTIVOS

1. ¿Experimentas hinchazón abdominal frecuentemente?

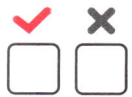

2. ¿Tienes gases después de comer? ☑ ☒

3. ¿Sufres de diarrea recurrentemente? ☑ ☒

4. ¿Tienes estreñimiento a menudo? ☑ ☒

5. ¿Sientes malestar o dolor abdominal regularmente? ☑ ☒

6. ¿Notas que tus heces son blandas o pastosas? ☑ ☒

7. ¿Alternas episodios de diarrea y estreñimiento? ☑ ☒

8. ¿Tienes digestiones muy lentas o pesadas? ☑ ☒

9. ¿Notas que tus heces flotan en el agua? ☑ ☒

SÍNTOMAS GENERALES

10. ¿Te sientes fatigado o sin energía la mayor parte del tiempo?

✔ ✗ ☐ ☐

11. ¿Tienes cambios de humor bruscos?

✔ ✗ ☐ ☐

12. ¿Te sientes irritable con frecuencia?

✔ ✗ ☐ ☐

13. ¿Experimentas ansiedad o depresión sin una razón aparente?

✔ ✗ ☐ ☐

14. ¿Tienes dificultades para concentrarte o sufres de neblina mental?

✔ ✗ ☐ ☐

15. ¿Sientes un deseo constante e incontrolable de comer dulce?

✔ ✗ ☐ ☐

16. ¿Has tenido pérdida de peso inexplicable?

✔ ✗ ☐ ☐

PROBLEMAS DE PIEL

17. ¿Tienes erupciones cutáneas o eccemas?

18. ¿Experimentas picazón en la piel sin una causa aparente?

19. ¿Tienes manchas o enrojecimiento en la piel?

20. ¿Tienes acné persistente?

PROBLEMAS INMUNITARIOS

21. ¿Sufres de infecciones recurrentes, como resfriados o gripes?

22. ¿Tienes alergias alimentarias o sensibilidades que no tenías antes?

23. ¿Experimentas síntomas de alergia, como estornudos, picazón en los ojos o congestión nasal?

✔ ✘
☐ ☐

SÍNTOMAS EN LA BOCA Y LA GARGANTA

24. ¿Tienes mal aliento persistente?

✔ ✘
☐ ☐

25. ¿Experimentas un sabor desagradable en la boca?

✔ ✘
☐ ☐

26. ¿Tienes llagas en la boca o la lengua muy blanca?

✔ ✘
☐ ☐

PROBLEMAS GENITOURINARIOS

27. ¿Experimentas infecciones vaginales frecuentes?

✔ ✘
☐ ☐

28. ¿Sufres de picazón o irritación en el área genital?

✔ ✘
☐ ☐

29. ¿Tienes infecciones urinarias recurrentes?

✔ ✘
☐ ☐

OTROS SÍNTOMAS

30. ¿Sientes dolores articulares o musculares sin una razón aparente?

✔ ✘
☐ ☐

31. ¿Tienes sensibilidad al olor del tabaco, perfumes o productos químicos?

✔ ✘
☐ ☐

32. ¿Experimentas dolores de cabeza frecuentes?

✔ ✘
☐ ☐

33. ¿Sufres de insomnio o de dificultades para dormir?

✔ ✘
☐ ☐

34. ¿Tienes problemas para digerir las grasas o el alcohol?

✔ ✘
☐ ☐

35. ¿Te han diagnosticado alguna vez de síndrome del intestino irritable?

✔ ✘
☐ ☐

36. ¿Notas hinchazón o malestar después de consumir gluten o lácteos?

✔ ✘
☐ ☐

37. ¿Tienes antecedentes de uso prolongado de antibióticos o antiinflamatorios?

✔ ✘
☐ ☐

DE 0 A 5 RESPUESTAS AFIRMATIVAS

Es poco probable que tengas disbiosis o hiperpermeabilidad intestinal. Mantén una dieta equilibrada y un estilo de vida saludable.

DE 6 A 10 RESPUESTAS AFIRMATIVAS

Es posible que tengas un desequilibrio en tu microbiota intestinal o hiperpermeabilidad. Sería recomendable que revisaras tus síntomas y consultases a un especialista.

DE 11 A 20 RESPUESTAS AFIRMATIVAS

Hay una alta probabilidad de que padezcas disbiosis intestinal o hiperpermeabilidad. Se recomienda una evaluación detallada de tu salud intestinal.

21 O MÁS RESPUESTAS AFIRMATIVAS

Sufres de disbiosis intestinal y/o hiperpermeabilidad intestinal. Si antes ya era recomendable acudir al especialista para que haga una evaluación detallada de tu salud intestinal, ahora lo es todavía más.

6

LA INSULINA,

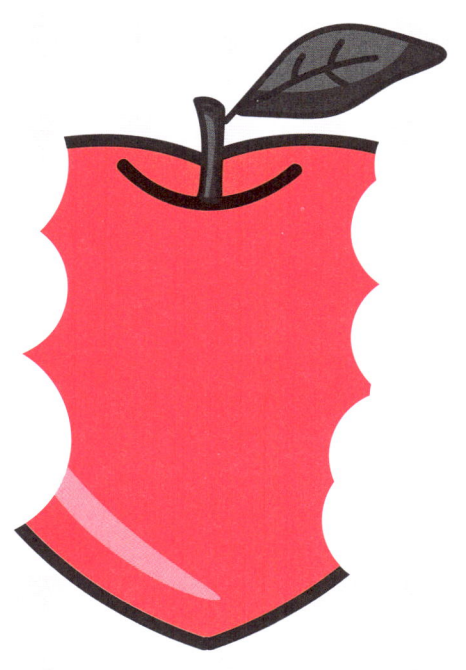

LA ALIADA CONTRA EL SOBREPESO Y LA OBESIDAD

Los kilos de más guardan mucha relación con infinidad de enfermedades. Por ello es importante conocer los riesgos a los que nos sometemos cuando nuestro cuerpo acumula un exceso de grasa. **Cuando hablamos de sobrepeso y obesidad nos referimos a algo más que un número en la balanza.** Tomar conciencia de ello y ver cómo unos nuevos hábitos dan los resultados esperados hará que el esfuerzo que siempre supone adoptar una dieta para perder peso valga la pena.

Mi enfoque para atajar el sobrepeso pasa por una nueva forma de alimentarnos destinada a formar parte de nuestro estilo de vida de manera permanente. **La insulina va a ser nuestra mejor amiga no solo si queremos adelgazar, sino también si queremos comer de una manera consciente y saludable.** Es momento de conocerlo todo sobre la dieta de control de insulina. Pero antes, un poco de contexto.

EL PESO *REAL* DE LOS KILOS DE MÁS

Los datos recientes sobre obesidad y sobrepeso en España revelan una situación alarmante. Aproximadamente el 63,7 % de los hombres y el 48,4 % de las mujeres presentan exceso de peso. En cuanto a la obesidad infantil, el 40,6 % de los niños entre seis y nueve años también se ven afectados, lo que refleja un incremento preocupante. Se estima que, para el año 2035, la obesidad grave podría impactar al 37 % de la población si no se adoptan medidas preventivas.[2]

Me gustaría señalar algunas de las consecuencias para nuestra salud de esos kilos de más, ya sean pocos o muchos. Recuerda que **no se trata de una cuestión estética,** sino de nuestro bienestar y de librarnos de algunas patologías que están muy asociadas a la obesidad. Porque queremos vivir más, pero también vivir mejor.

- ♥ **Diabetes tipo 2.** La grasa que se acumula alrededor de la cintura, la grasa abdominal, es un factor de riesgo significativo para desarrollar diabetes tipo 2. Esta grasa visceral puede causar resistencia a la insulina, lo que significa que tu cuerpo tiene dificultades para mantener los niveles de glucosa en sangre bajo control. De esta patología te hablaré más en profundidad en este mismo capítulo.

- ♥ **Enfermedades cardiovasculares.** El exceso de peso no solo afecta a cómo te ves, sino también a cómo funciona tu corazón. La obesidad está estrechamente relacionada con un mayor riesgo de padecer enfermedades cardiovasculares, como la hipertensión, los infartos y los accidentes cerebrovasculares. Esto ocurre porque el exceso de grasa en el cuerpo puede llevar a niveles desequilibrados de lípidos en sangre, inflamación crónica y un mayor riesgo de formación de placas en las arterias, lo que puede obstruir el flujo sanguíneo.

. . . .

2   Son los resultados de la encuesta del *Estudio nacional de seroepidemiología de la infección por SARS-CoV-2 en España* (ENE-COVID), realizada por el Instituto de Salud Carlos III, la Agencia Española de Seguridad Alimentaria y Nutrición (Aesan) y los servicios de salud de las comunidades autónomas . Los datos están recogidos en la *Guía española GIRO*, Sociedad Española para el Estudio de la Obesidad, febrero de 2024.

La lista de riesgos asociados con la obesidad no termina ahí. También aumenta la probabilidad de desarrollar ciertos tipos de cáncer, como el de mama o el de colon. La apnea del sueño, una condición en la que la respiración se interrumpe mientras dormimos, es otro problema común. Además, la obesidad puede afectar al hígado, llevando a condiciones como el hígado graso no alcohólico, y también puede causar problemas en las articulaciones, especialmente en las rodillas y la espalda. Y, finalmente, no podemos olvidar el impacto emocional: lidiar con el exceso de peso a menudo va acompañado de depresión y baja autoestima. Así que, ojo, la estética, aunque sea un argumento muy válido para querer perder peso cuando hay un exceso, no es el más relevante para nuestra salud. El impacto en nuestro organismo puede ser enorme.

Hasta el IMC... ¡y más allá!

La OMS utiliza el índice de masa corporal (IMC) como una herramienta básica para clasificar el peso. Según esta medida, un IMC entre 25 y 29,9 se considera sobrepeso y un IMC de 30 o más indica obesidad.
Pero el IMC tiene sus limitaciones. Cada cuerpo es único y el IMC no siempre cuenta toda la historia. Por ejemplo, este cálculo no diferencia la masa muscular y la masa grasa. Así, una mujer que ha ganado fuerza y músculo puede arrastrar la etiqueta del sobrepeso según su IMC, mientras que otra persona con poca masa muscular y más grasa corporal podría estar en un rango considerado *normal*. Por eso, no debemos depender únicamente de esta cifra para saber cómo estamos.
Una forma más precisa de medir nuestra salud es considerar el porcentaje de grasa corporal. Para las

mujeres, un rango saludable está entre el 20 y el 30 %, y para los hombres, entre el 10 y el 20 %. Sin embargo, aquí también hay matices. Algunas personas pueden estar dentro de estos rangos, pero tener niveles de colesterol, glucosa u otros marcadores fuera de lo ideal. Mientras que otras que están un poco fuera de estos porcentajes podrían tener unas analíticas perfectas. Lo importante es entender que la salud es un conjunto de factores y no solo un número.

¿QUÉ ES LA INSULINA Y QUÉ PUEDE HACER POR TI?

Como he dicho al principio del capítulo, necesito que te familiarices con algunos conceptos antes de darte las principales nociones sobre la dieta. Para entender mejor cómo el sobrepeso y la obesidad influyen en todas estas condiciones de salud, es esencial comprender el papel de la insulina en el cuerpo. Esta hormona no solo es crucial para el manejo de la glucosa en la sangre, sino que también juega un papel central en el almacenamiento de la grasa y en el desarrollo de la resistencia a la insulina, que es un factor clave en la aparición de la diabetes tipo 2 y otros problemas metabólicos. Y también es la piedra angular de la dieta con la que trabajo a diario con los pacientes que acuden a mi consulta.

La insulina es una hormona que actúa como una llave mágica en nuestro cuerpo, permitiendo que la glucosa, ese azúcar que obtenemos de los alimentos, entre en nuestras células para ser utilizada como energía. Producida por el páncreas, la insulina se asegura de que los niveles de glucosa en sangre se mantengan equilibrados, especialmente después de comer, cuando estos tienden a subir. Además, juega un papel importante en el almacenamiento de grasa: cuando tenemos más glucosa de la que necesitamos, la insulina ayuda a convertirla en grasa para almacenarla. Por eso, mantener el equilibrio de esta hormona es fundamental para nuestra salud. Así que voy a darle un poco más de coba: vamos a relacionarla con la glucosa y la fructosa.

GLUCOSA Y FRUCTOSA: LAS QUE MARCAN LA DIFERENCIA

Nuestro cuerpo utiliza **la glucosa** como su principal fuente de energía, porque es una molécula que las células pueden procesar de manera rápida y eficiente. Cuando consumimos alimentos que contienen glucosa, como los hidratos de carbono, este azúcar se absorbe en el intestino delgado y pasa directamente al torrente sanguíneo. Una vez en la sangre, la glucosa estimula la liberación de insulina. De esta manera, entra en las células para ser utilizada como energía inmediata, o bien para ser almacenada hasta su uso posterior. Como ya sabes, nuestro organismo es muy previsor.

En contraste, **la fructosa,** que se encuentra naturalmente en las frutas y en forma de azúcar añadido en muchos productos procesados, sigue un camino metabólico distinto. A diferencia de la glucosa, la fructosa no provoca una liberación significativa de insulina, porque su metabolización no depende directamente de esta hormona. En lugar de ser absorbida y utilizada rápidamente por las células, es transportada casi exclusivamente al hígado para ser procesada. Una vez allí, puede ser convertida en glucosa para ser utilizada como energía o, más comúnmente, para ser transformada en ácidos grasos, que luego son almacenados como grasa corporal.

¿Por qué te cuento todo esto? Para que comprendas que, por ejemplo, un consumo excesivo de fructosa, especialmente en forma de azúcares añadidos como el jarabe de maíz, se asocia con un mayor riesgo de desarrollar resistencia a la insulina y acumular grasa visceral, que es el tipo de grasa que se deposita alrededor de los órganos y está vinculada a un mayor riesgo de padecer enfermedades metabólicas.

¿Estoy diciendo que es mejor no comer fruta? ¡Para nada! **La fructosa en las frutas enteras es generalmente saludable, ya que las frutas también contienen fibra, agua, vitaminas y minerales que ralentizan la absorción de la fructosa y promueven una digestión más equilibrada.** Con lo que debemos ser cautelosos es con el consumo de fructosa en su forma añadida.

Por eso hay que aprender a leer las etiquetas de los alimentos, ya que la fructosa puede aparecer bajo distintos nombres en los productos ultraprocesados, como jarabe de maíz de alta fructosa, azúcar invertido o fructosa cristalina. Estos ingredientes se encuentran en una amplia variedad de productos que consumimos a diario y su consumo excesivo puede tener consecuencias graves para la salud. También te recuerdo, de nuevo, lo que te he ido diciendo a lo largo del libro: los alimentos procesados, bien lejos siempre que sea posible, por favor.

RESISTIR A LA RESISTENCIA A LA INSULINA

La resistencia a la insulina ocurre cuando las células del cuerpo se vuelven menos sensibles a esta hormona. Cuando el cuerpo no puede manejar los niveles elevados de glucosa, se desarrolla un círculo vicioso: los niveles de azúcar en sangre aumentan, lo que obliga al páncreas a producir más insulina. A medida que este proceso se repite, el páncreas se va desgastando y, finalmente, el cuerpo ya no puede mantener los niveles de glucosa bajo control, lo que lleva al desarrollo de la diabetes tipo 2.

Tradicionalmente, la diabetes tipo 2 ha sido vista como una enfermedad de adultos, ya que solía desarrollarse en la madurez. Sin embargo, hoy en día es cada vez más común entre jóvenes, adolescentes e incluso niños. Factores como el sobrepeso, especialmente la acumulación de grasa en la zona abdominal, una dieta rica en azúcares y carbohidratos refinados y la falta de ejercicio son las principales causas del desarrollo de esta enfermedad a edades tempranas.

Además, los antecedentes familiares juegan un papel importante. Si un familiar cercano tiene diabetes tipo 2, es más probable desarrollar la enfermedad. Otras condiciones, como la diabetes gestacional, también aumentan el riesgo durante el embarazo. A pesar de que estos factores parecen desalentadores, la buena noticia es que, con cambios adecuados en el estilo de vida, como una alimentación equilibrada y actividad física regular, es posible reducir significativamente el riesgo de desarrollar esta afección. Incluso para aquellos que ya tienen la enfermedad, una dieta adecuada y el ejercicio pueden ayudar a mantenerla bajo control, mejorando su calidad de vida. Así que nada de ver el vaso medio vacío. Aquí hemos venido a ser saludablemente felices.

LA DIETA DE CONTROL DE LA INSULINA: UN ÉXITO PARA ADELGAZAR Y VIVIR CON SALUD

Desde la publicación de mi libro *Adelgaza para siempre* en 2017, la dieta de control de insulina ha sido todo un éxito. Miles de personas se han apuntado a este plan, algunas solo con la ayuda del libro y otras bajo mi supervisión directa. Lo que siempre veo es que **no solo funciona para perder peso, sino que también es una dieta fácil de seguir a largo plazo.** ¿El motivo? Muy simple: te hace sentir bien rápidamente.

Muchas personas suelen sentir bajones de energía después de comer, pero, con este enfoque, eso desaparece. En su lugar, te sientes con energía constante y estable durante todo el día. Y no solo pierdes peso: lo más importante es que pierdes grasa manteniendo prácticamente intacta tu masa muscular, algo clave para evitar el temido efecto rebote. De hecho, al preservar el músculo, nuestro metabolismo sigue activo, lo que nos ayuda a mantener los resultados a largo plazo.

Los ocho beneficios de la dieta de control de insulina

1. Reducimos nuestro cansancio después de las comidas.
2. Tenemos menos sensación de hambre entre ingestas.
3. Usamos de forma eficiente la grasa almacenada como fuente de energía.
4. Mantenemos la masa muscular, evitando el efecto rebote.
5. Mejora nuestro perfil glucémico: estabiliza los niveles de glucosa en sangre, reduciendo el riesgo de diabetes tipo 2.
6. Mejora nuestro perfil lipídico: ayuda a reducir el colesterol LDL (malo) y los triglicéridos y a aumentar el colesterol HDL (bueno).
7. Mejora nuestro perfil hepático: contribuye a la salud del hígado, reduciendo el riesgo de tener hígado graso.
8. Mejora nuestra salud digestiva: facilita la digestión y reduce la inflamación.

Después de veinticinco años trabajando en este campo, tengo claro que no se puede aplicar una dieta sin conocer bien a la persona. Por eso, cada paciente pasa por una evaluación completa: no solo miramos sus hábitos alimenticios y su estado físico, sino que también revisamos sus analíticas médicas. Este enfoque es esencial para personalizar la dieta de control de insulina y asegurarnos de que cada recomendación esté perfectamente adaptada. Recuerda que no se trata solo de perder peso, sino de mejorar la salud integral. Con esta dieta, podemos ayudar a prevenir y tratar problemas serios como la diabetes tipo 2, el síndrome metabólico, la obesidad o las enfermedades cardiovasculares y mejorar la salud digestiva.

LA ANALÍTICA QUE TE DIRÁ CÓMO ESTÁ TU CUERPO

Para personalizar cualquier plan nutricional, es fundamental realizar una analítica completa. Estos análisis nos proporcionan una visión clara del estado de salud de cada persona y nos guían a la hora de hacer recomendaciones específicas que se ajusten a sus necesidades.

Un perfil básico debería incluir los siguientes parámetros:

❤ **Perfil glucémico.** Indicadores como la glucosa en ayunas y la hemoglobina glicosilada (HbA1c) nos permiten evaluar cómo maneja tu cuerpo los niveles de azúcar en sangre y si existe algún riesgo de desarrollar diabetes tipo 2.

♥ **Perfil lipídico.** Para evaluar la salud cardiovascular, medimos el colesterol total, el LDL (el colesterol malo), el HDL (el colesterol bueno), los triglicéridos y el índice de aterogenicidad (o sea, el riesgo potencial de que las arterias se obstruyan).

♥ **Perfil hepático.** Parámetros como las enzimas hepáticas ALT/AST, la creatinina, el filtrado glomerular (GFR) y otros marcadores como la proteína C reactiva (PCR) y la homocisteína nos ofrecen una visión detallada del estado de salud del hígado y los riñones.

♥ **Perfil tiroideo.** Los niveles de TSH y las hormonas tiroideas T3 y T4 son esenciales para asegurar que nuestra función tiroidea esté en equilibrio.

♥ **Perfil nutricional.** Medir los niveles de hierro, ferritina, vitamina B12 y vitamina D es clave para garantizar que el cuerpo cuenta con los nutrientes necesarios para funcionar correctamente.

Realizar una evaluación exhaustiva antes de comenzar cualquier plan dietético no solo nos ayuda a individualizar la dieta, sino que también permite monitorizar la evolución de tu salud a lo largo del proceso. No te preocupes si todos estos términos parecen complicados. Al final del libro, encontrarás una guía básica para entender las analíticas, donde explico de forma clara y sencilla cómo interpretar estos parámetros y qué información aportan. Eso sí, siempre es importante contar con la ayuda de un profesional de la salud para interpretar los resultados y recibir las recomendaciones adecuadas.

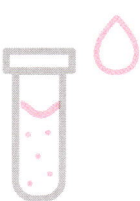

LAS CINCO REGLAS DE LA DIETA DE CONTROL DE LA INSULINA

1 NO TOMAR HIDRATOS DE CARBONO QUE NACEN DE LA TIERRA SIN ACOMPAÑARLOS DE PROTEÍNA

Esto significa que, si vamos a consumir alimentos como pan, arroz, verduras o frutas, siempre debemos combinarlos con una fuente de proteína. ¿Por qué? Porque cuando consumimos hidratos de carbono solos, especialmente si tienen una carga glucémica alta, como el arroz, la pasta o la patata, estos provocan un rápido aumento de la glucosa en sangre, lo que desencadena un pico de insulina. Este pico no solo favorece la acumulación de grasa y los desequilibrios metabólicos, sino que también puede causar un bajón de energía. Al añadir proteína, moderamos este efecto, ya que la proteína estimula la secreción de **glucagón,** una hormona que contrarresta los efectos de la insulina y ayuda a mantener el nivel de glucosa más estable.

También es esencial entender el impacto de los hidratos de carbono de carga glucémica alta en nuestro cuerpo. Estos son aquellos que elevan rápidamente los niveles de glucosa en sangre después de su consumo. La **carga glucémica (CG)** es un concepto que tiene en cuenta tanto la cantidad de carbohidratos en una porción de alimento o índice glucémico (IG) como la rapidez con la que ese alimento eleva los niveles de glucosa en sangre. Un alimento puede tener un IG alto, pero si se consume en poca cantidad, la CG será baja. Por ejemplo, una pequeña porción de pasta puede tener un IG medio, pero si la porción es grande, su CG será alta, lo que significa que afectará más a tus niveles de azúcar en sangre.

Toma nota
Hidratos de carbono con una CG alta

Guisantes, habas, maíz, remolacha, patata, calabaza, pimiento rojo, zanahoria cocida, legumbres, pasta, arroz, plátano, mango, higos, uvas, chirimoya, cerezas, melón, papaya y caqui.

2 EVITAR LOS HIDRATOS DE CARBONO LÍQUIDOS

Los hidratos de carbono líquidos, como zumos de frutas, gazpachos o cremas, son particularmente problemáticos, porque se absorben rápidamente y pueden causar grandes picos de insulina. Al estar en forma líquida, el estómago no necesita trabajar mucho para procesarlos, lo que hace que el azúcar llegue rápidamente al torrente sanguíneo. Este aumento repentino de glucosa provoca un pico de insulina, lo que, como ya mencionamos, favorece la acumulación de grasa y puede generar hambre poco después.

3 CONSUMIR ALIMENTOS CADA TRES O CUATRO HORAS

Mantener un suministro constante de energía a través de comidas pequeñas y frecuentes es clave para evitar los picos de insulina y mantener el metabolismo activo. Si permitimos que pasen más de cuatro horas entre comidas, nuestro cuerpo puede entrar en un estado en el que comienza a utilizar masa muscular como fuente de energía en lugar de grasa, lo que disminuye nuestro metabolismo basal y puede llevarnos a un efecto rebote de peso. Además, hacer una comida de media mañana y una merienda a media tarde nos ayudará a llegar con menos hambre a las comidas principales. Sé que esto que digo parece muy lógico, pero plantarnos a la hora de comer con un hambre canina hará que tomemos peores decisiones alimentarias y caigamos en la tentación de consumir pan u otros alimentos poco saludables mientras esperamos la comida. Que lo sé yo..., y tú también.

4 NO DEJAR PASAR MÁS DE UNA HORA DESDE QUE NOS LEVANTAMOS HASTA QUE INGERIMOS UN ALIMENTO

Después de un largo ayuno nocturno, nuestras reservas de glucógeno están bajas, lo que significa que nuestro cuerpo necesita combustible rápidamente para comenzar el día. Si no comemos pronto después de despertarnos, de nuevo, nuestro cuerpo podría empezar a utilizar la masa muscular como fuente de energía. Tomar algo durante la primera hora desde que nos levantamos ayuda a estabilizar los niveles de glucosa y a evitar que nuestro metabolismo baje.

Ahora me dirás: no tengo hambre nada más levantarme. Tranquilidad, que tengo soluciones para todos. No hace falta comerse un desayuno continental con el pijama puesto. Podemos ingerir algo que contenga hidratos de carbono o proteínas, como un lácteo, un café con leche o un yogur, y luego, pasadas unas horas, tomar un desayuno más digno (y copioso). Esto ayudará a que nuestro metabolismo se ponga las pilas sin forzar una comida grande con los primeros bostezos.

Hacer ejercicio en ayunas, ya sea nada más levantarse o tras varias horas sin haber comido, puede parecer una buena idea para quemar más grasa, pero, en realidad, es contraproducente. En ambas situaciones, nuestras reservas de glucógeno, almacenadas en el hígado y los músculos, estarán muy bajas, lo que reduce la energía disponible para entrenar. Cuando esto ocurre, nuestro cuerpo recurre a la masa muscular como fuente de energía, lo que disminuye nuestro metabolismo basal y aumenta el riesgo de lesiones. Para evitar estos efectos negativos, es importante consumir una pequeña porción de hidratos de carbono y proteínas antes de hacer ejercicio, garantizando así una mayor disponibilidad de energía y protegiendo nuestra masa muscular.

Y esto me lleva, sin querer evitarlo, a un tema sobre el que se escribe, se habla y se polemiza a menudo: el ayuno intermitente.

AYUNO INTERMITENTE, ¿SÍ O NO?

Esta propuesta ha ganado popularidad en los últimos años debido a sus posibles beneficios para la salud y la pérdida de peso, y son varios los estudios científicos que avalan su eficacia. Este enfoque alimentario alterna periodos de ayuno con periodos de ingesta y se ha relacionado con una serie de ventajas, entre las que se incluyen la pérdida de peso, la mejora de la sensibilidad a la insulina y la optimización de la salud metabólica. Además, el ayuno promueve un proceso celular llamado autofagia, que se asocia con la longevidad y la protección contra enfermedades neurodegenerativas. Hasta aquí, pinta bien.

Sin embargo, a pesar de estos beneficios, el ayuno intermitente no es una solución universal. Me he encontrado con muchas personas que han intentado seguir este método por su cuenta y han caído en una trampa común: después de pasar tantas horas sin comer, sienten que pueden permitirse cualquier cosa, sin tener en cuenta la calidad de los alimentos. Esto contrarresta los posibles beneficios del ayuno y puede llevar a un aumento de peso. **El ayuno intermitente no es una licencia para comer sin control durante las horas de ingesta.** Es fundamental que, aunque se esté haciendo ayuno, se mantenga un enfoque consciente sobre lo que se ingiere. La comida debe ser nutritiva y equilibrada, no una recompensa.

Hay personas que experimentan dificultades para mantener esta manera de alimentarse a largo plazo, especialmente si tienen horarios irregulares. También existe el riesgo de pérdida de masa muscular si no se lleva a cabo correctamente, y algunas personas podrían experimentar una desaceleración del metabolismo. Es importante destacar que no se debe considerar esta estrategia sin la supervisión exhaustiva de un profesional, ya que debe adaptarse cuidadosamente a la actividad diaria y las necesidades individuales de cada persona.

Dicho esto, en algunos casos el ayuno intermitente puede tener un efecto positivo, especialmente para aquellos que, al eliminar una de las ingestas, dejan de consumir alimentos poco saludables. Aunque también te digo que, en estos casos, el beneficio proviene más de la mejora en la calidad de la dieta que del ayuno en sí mismo. Vale, ahora sí me mojo: como parte de un enfoque general de vida saludable, siempre es recomendable considerar otras estrategias más sostenibles y fáciles de integrar en la rutina diaria, bajo la guía de un profesional. Personalmente, prefiero no recomendar el ayuno intermitente como una solución estándar.

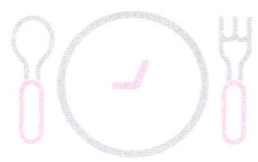

TU DIETA EN TRES FASES

En la dieta de control de insulina vamos a seguir tres fases muy sencillas que nos ayudarán a **estabilizar los niveles de insulina,** a **perder peso de forma efectiva** y, lo más importante, a **mantener los resultados a largo plazo.** Las fases están diseñadas para empezar activando nuestro metabolismo y, poco a poco, reintroducir ciertos alimentos sin que volvamos a ganar peso.

Si queréis más detalles sobre esta dieta, ejemplos, menús y recetas, podéis encontrarlos en mi libro *Adelgaza para siempre* y también en *Las recetas de «Adelgaza para siempre»,* donde todo está desarrollado paso a paso. Además, este plan también está adaptado tanto para hombres como para mujeres, respetando las diferencias de cómo nuestros cuerpos responden a los alimentos y queman grasa.

En el capítulo del metabolismo ya expliqué que el metabolismo basal (esas calorías que quemamos sin hacer nada) de los hombres suele ser mayor que el de las mujeres. Esto se debe, en gran parte, a que los hombres tienden a tener un mayor porcentaje de masa muscular, lo que les permite quemar más calorías incluso en reposo. A nivel hormonal, las mujeres también presentamos diferencias importantes que afectan a la forma en que nuestro cuerpo gestiona la insulina. A lo largo de las distintas etapas de la vida, experimentamos variaciones hormonales que pueden influir en nuestro metabolismo, como ocurre durante la menopausia (de la que hablaré en el último capítulo del libro). Estos cambios hacen que nuestro cuerpo sea más sensible a la insulina y que requiera un enfoque personalizado para que la pérdida de peso sea efectiva.

No olvides que estas recomendaciones son generales y están pensadas para personas sin patologías previas. Lo más recomendable siempre, insisto, es la individualización, con un plan adaptado a nuestro historial clínico, nuestras necesidades y nuestros objetivos. Acudir a un experto no está de más, porque nos ayuda a conocer nuestra salud a fondo, algo necesario para que cualquier dieta o enfoque nutricional termine siendo un éxito.

Vayamos, pues, a por las fases de nuestra dieta:

1. **Fase inicial.** En los primeros quince días, el objetivo es bajar la curva de insulina y activar nuestro metabolismo para que el cuerpo empiece a quemar la grasa acumulada. Esto se logra eliminando casi todos los hidratos de carbono que elevan mucho la insulina, como el pan blanco, las patatas o el arroz. Nos enfocaremos en comer proteínas y grasas saludables que te ayudarán a sentirte saciado y a quemar grasa al mismo tiempo.
2. **Fase principal.** Esta es la fase donde seguimos perdiendo grasa de manera controlada, pero ya vamos reintroduciendo algunos hidratos de carbono de forma moderada. Así, el cuerpo sigue perdiendo peso sin desequilibrar los niveles de insulina. Esta fase durará tanto tiempo como necesitemos para alcanzar nuestro peso saludable.
3. **Fase de mantenimiento.** Cuando llegamos a nuestro peso saludable, es hora de mantenerlo. En esta fase, incorporamos más variedad de alimentos sin volver a ganar peso. Aquí seguimos controlando la insulina, pero nos permitimos disfrutar de más alimentos, siempre de manera equilibrada para que no haya efecto rebote.

CLAVES PARA SEGUIR TU NUEVO PLAN NUTRICIONAL

Debemos combinar estas recomendaciones con las cinco reglas clave que ayudan a mantener la insulina bajo control y a promover la pérdida de peso. Además, tenemos que priorizar siempre las versiones integrales de los alimentos cuando consumamos hidratos de carbono.

ALIMENTOS QUE SÍ DEBES COMER

PROTEÍNAS

Carnes magras		Pollo, pavo, ternera, conejo
Huevos	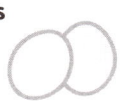	Especialmente las claras, por su alto contenido en proteínas y bajo en grasas
Pescados	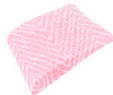	Tanto blancos como azules (merluza, salmón, atún)
Proteínas vegetales	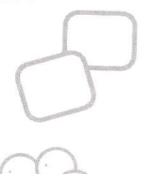	Tofu *Tempeh* Soja texturizada: rica en proteínas y baja en grasas, ideal para sustituir la carne Heura: hecha a base de proteínas de soja, es una excelente alternativa vegetal a la carne Seitán: fuente proteica derivada del gluten de trigo, bajo en carbohidratos y grasas

LÁCTEOS

 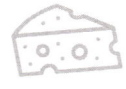 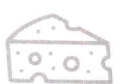

Leche desnatada	Queso fresco 0 % m. g.
Yogur natural 0 % m. g.	Yogur proteico 0 % m. g.

GRASAS SALUDABLES

Podemos consumir dos cucharadas soperas de aceite de oliva al día. Para hacer equivalencias, una cucharada sopera (aproximadamente 15 ml) equivale a:

Aguacate	Aproximadamente 40 gramos (un tercio de un aguacate mediano)
Nueces	Aproximadamente 3 o 4 nueces enteras
Almendras	Alrededor de 10 o 12 almendras crudas
Aceitunas	Verdes o negras, entre 8 y 10 aceitunas dependiendo de su tamaño

ALIÑOS PERMITIDOS

Aceite de oliva virgen extra	2 cucharadas soperas al día
Limón y vinagre de vino o de manzana	Aceptables para dar sabor sin aportar calorías (evitar el vinagre balsámico o de Módena). El vinagre de vino y el vinagre de manzana no tienen un impacto significativo en los niveles de glucosa e insulina en sangre. De hecho, tanto el vinagre de vino como el de manzana pueden tener un efecto positivo al reducir los picos de glucosa posprandial (después de las comidas)
Especias y hierbas	Perejil, orégano, cúrcuma, pimienta negra, entre otras, para dar sabor de manera saludable
Mostaza de Dijon	**Salsa de soja sin azúcar**

HIDRATOS DE CARBONO DE CARGA GLUCÉMICA ALTA EN SU VERSIÓN INTEGRAL

Se permite el consumo de hidratos de carbono de índice glucémico alto siempre que sean en su versión integral, como el pan del desayuno, la pasta o el arroz integrales, ya que contienen más fibra y ralentizan la absorción de azúcares, evitando picos de insulina.

ALIMENTOS QUE DEBES EVITAR

FRUTAS Y VERDURAS CON UN ALTO ÍNDICE GLUCÉMICO

Maíz	Zanahoria cocida
Remolacha	Plátano
Patata	Uvas
Calabaza	Mango
Boniato	Higos
Papaya	Chirimoya
Melón	Caqui
Piña	Picotas y cerezas
Tomate (solo es problemático si se consume en grandes cantidades)	Pimiento rojo

CARNES

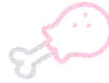 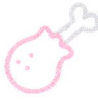 

Cerdo (especialmente en su versión más grasa, como el cochinillo)

Cordero	Pato

RECOMENDACIONES EXTRA

- ♥ **Bebe mucha agua.** Debemos mantener nuestro cuerpo bien hidratado, ya que muchas veces la sed se confunde con hambre.
- ♥ **Evita picoteos.** Respeta las comidas principales y evita tentempiés que puedan incluir hidratos de carbono prohibidos en cada fase.
- ♥ **Planifica las comidas.** Prepara las comidas con antelación para evitar caer en tentaciones de alimentos rápidos y poco saludables.

¿Por qué las cenas de solo proteína funcionan tan bien?

Las cenas compuestas únicamente de proteínas son muy eficaces porque aprovechan la disminución natural de los niveles de cortisol, la hormona del estrés, que ocurre por la noche.
Transcurridas tres o cuatro horas desde la merienda, los niveles de glucosa en sangre son más bajos, lo que

prepara al cuerpo para utilizar fuentes alternativas de energía. Dado que el cortisol también es responsable de mantener el azúcar en sangre elevado y proteger las reservas de grasa, su disminución nocturna facilita que el cuerpo recurra a la grasa almacenada como fuente de energía.

Además, cuando consumimos solo proteínas en la cena evitamos los picos de insulina que produce la ingesta de hidratos de carbono, lo que también favorece la quema de grasa durante el descanso nocturno. Así, el cuerpo aprovechará las horas de sueño para metabolizar la grasa acumulada, en lugar de recurrir a los carbohidratos.

El caso de Cristina
Cuando se desajustan
las cinco reglas de la dieta

Cristina, una mujer de cincuenta y dos años, llegó a mi consulta frustrada por su falta de resultados. Aunque hacía deporte regularmente y trataba de cuidar su alimentación, sentía que su cuerpo estaba cambiando para peor desde que había entrado en la menopausia. Notaba que la grasa se le estaba acumulando en la zona abdominal, su colesterol LDL estaba en ascenso y, además, las digestiones se le hacían cada vez más pesadas, especialmente los fines de semana.

Cristina trabajaba como consultora, lo que implicaba largas jornadas laborales, una rutina diaria desorganizada y, además, mucho estrés.

Aunque intentaba escaparse al mediodía para ir al gimnasio, lo hacía sin haber comido nada. Esto la dejaba con niveles muy bajos de glucógeno, lo que afectaba a su rendimiento. Con las reservas de glucógeno disminuidas, su cuerpo comenzaba a utilizar la masa muscular como fuente de energía, lo que reducía su metabolismo basal y aumentaba el riesgo de lesiones.

Después de entrenar, tenía solo treinta minutos para comer antes de regresar al trabajo. A veces se llevaba un táper con algo de verdura y una pequeña porción de proteína, pero otras compraba una ensalada, normalmente de espinacas, tomate, espárragos, queso feta y atún, con una salsa hecha de aceite de oliva, mostaza y un poquito de miel.

Aunque Cristina pensaba que estaba haciendo una elección saludable, en realidad, la ensalada estaba mal equilibrada. Al no tomar suficiente proteína y acompañar la ensalada con un zumo de frutas recién exprimido, Cristina estaba elevando rápidamente sus niveles de azúcar en sangre. Esto generaba un pico de insulina, lo que afectaba a su metabolismo y hacía que su comida no fuera tan nutritiva como ella creía. Para calmar el hambre entre horas, a veces recurría a la máquina de *vending* de la oficina y otras optaba por los sándwiches que pedían para el equipo. Esto solo contribuía a desestabilizar aún más sus niveles de glucosa. Las cenas también eran un desafío. Si llegaba tarde a casa, comía lo que hubiera preparado su marido, que solía ser una crema de verduras, o nada. Otras veces pedían comida a domicilio

Pero su mayor reto era el fin de semana. Entre las salidas con amigos y las comidas fuera de casa, su digestión empeoraba, con frecuentes molestias abdominales, hinchazón y una sensación constante de pesadez.

Cristina había llegado a mi consulta por recomendación de una compañera de trabajo que estaba siguiendo la dieta de control de insulina con excelentes resultados. No entendía cómo su amiga Ana, que parecía estar todo el día comiendo, había logrado perder peso y, lo más importante, mantenerlo.

Después de revisar sus hábitos, identificamos que Cristina no estaba respetando las cinco reglas básicas de la dieta de control de insulina:

- 💗 Saltarse el desayuno y entrenar en ayunas generaba el riesgo de que su cuerpo utilizara como fuente de energía masa muscular en lugar de grasa.
- 💗 No combinaba adecuadamente los carbohidratos y las proteínas, lo que resultaba en picos de glucosa.
- 💗 Pasaba largas horas sin comer, lo que hacía que su metabolismo se desestabilizara, y recurría a tentempiés no saludables.
- 💗 Los fines de semana descontrolados contribuían a que sus digestiones fueran pesadas también durante la semana.
- 💗 La falta de planificación de las cenas y el caos en la compra semanal hacían que sus comidas no fueran equilibradas ni adecuadas para mantener los niveles de insulina.

Con algunos ajustes en su rutina diaria, comenzamos a ver mejoras. Le sugerí llevar tentempiés saludables para media mañana y la merienda, como un yogur con una fruta, y empezó a acompañar siempre los hidratos de carbono con una buena fuente de proteína. Le recomendé organizar su compra semanal y planificar las cenas con su marido para evitar improvisaciones. Además, le sugerí moderar las salidas de picoteo los fines de semana y optar por platos más saludables. Poco a poco, Cristina comenzó a notar cómo su energía mejoraba, sus digestiones eran menos molestas y el peso, especialmente su grasa abdominal, empezaba a bajar de manera sostenida.

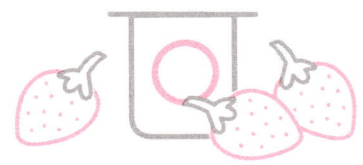

El caso de Marcos
Cuando el caos alimentario
hace de las suyas

Marcos, un hombre de cuarenta y seis años y divorciado, acudió a consulta preocupado por su aumento de peso y la falta de control en su alimentación. Durante las semanas en las que tenía a sus hijos, Marcos comenzaba el día con una tostada con tomate y una pieza de fruta. Los niños comían en el colegio y él lo hacía en la cantina de su empresa, donde podía elegir una opción saludable. Por la noche, cenaban juntos y el menú solía ser casero, como tortilla francesa, pescado a la plancha, ensalada o verduras.

Sin embargo, las semanas en las que no tenía a sus hijos eran completamente diferentes. Marcos desayunaba poco o nada, a veces solo un café. Las cenas eran un caos: a menudo quedaba para picar algo y siempre caían un par de cervezas acompañadas de alimentos poco saludables, como fritos y rebozados. El consumo de alcohol aumentaba, especialmente durante los fines de semana, lo que había comenzado a afectar negativamente sus parámetros hepáticos.

La falta de consistencia en su rutina había generado un aumento de peso, especialmente en la zona abdominal, junto con una sensación constante de fatiga. También experimentaba hambre descontrolada durante la tarde y tendencia a comer en exceso por la noche, lo que contribuía aún más a su problema de peso. Sentía falta de motivación para seguir una rutina de ejercicio constante y describía una sensación de estar «desbordado».

Se realizaron pruebas de glucosa e insulina en ayunas y después de comer. Aunque sus niveles de glucosa se mantenían dentro de lo normal, se observó un ligero aumento en sus niveles de insulina después de las comidas, lo que sugería un inicio de resistencia a la insulina. También se evaluó su porcentaje de grasa corporal, lo que mostró un aumento significativo en la grasa visceral, coincidiendo con sus problemas de aumento de peso en la zona abdominal.

El diagnóstico fue claro: Marcos presentaba un patrón alimentario desequilibrado, con resistencia a la insulina en fase inicial. ¿Qué tratamiento llevamos a cabo? A Marcos se le estableció una dieta más equilibrada y constante. Se aumentó la ingesta de proteínas de calidad (huevos, pollo, pescado) y grasas saludables (aguacate, frutos secos, aceite de oliva). Además, se redujo el consumo de carbohidratos refinados y alimentos ultraprocesados, fomentando la preparación de comidas fáciles y saludables, especialmente para las semanas que no tenía a sus hijos. Se incorporaron más fuentes de fibra en su dieta, incluyendo verduras, legumbres y granos integrales. También se le enseñó a preparar comidas por adelantado para evitar recurrir a opciones rápidas y poco saludables.

En cuanto al ejercicio, se le introdujo una rutina regular que incluía tanto entrenamiento cardiovascular como de fuerza, mejorando su sensibilidad a la insulina y promoviendo la pérdida de peso. Además, se fomentó la actividad física los fines de semana. Marcos recibió educación sobre la importancia de evitar los alimentos ultraprocesados y de controlar su ingesta de alcohol. También se le instruyó sobre la lectura de etiquetas de alimentos para identificar carbohidratos ocultos y azúcares añadidos.

Se realizaron controles regulares de sus niveles de glucosa e insulina para monitorizar su progreso. A lo largo del tratamiento, se ajustaron su dieta y plan de ejercicio conforme fue necesario, asegurando una mejora continua. Con la aplicación de las reglas de control de insulina y la adherencia de Marcos al plan, los resultados no tardaron en llegar. Se observó una notable reducción en la grasa abdominal y una mejora significativa en sus niveles de energía diaria. La estabilización de sus niveles de insulina ayudó a evitar el desarrollo de una resistencia a la insulina más grave. Además, el riesgo de desarrollar diabetes tipo 2 disminuyó considerablemente. Marcos experimentó una mejora general en su calidad de vida y, al implementar estos cambios a largo plazo, consiguió mantener el peso.

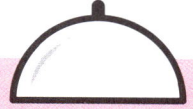

MENÚS (REALES) PARA CONTROLAR LA INSULINA

Podemos dividir el proceso de adelgazamiento en tres grandes fases que, a su vez, tienen varias etapas. Todas son igual de importantes, así que no debemos descuidarlas. Ya las hemos visto anteriormente, pero vamos a profundizar en ellas.

FASE INICIAL DE BAJADA DE PESO

El proceso de reducción de peso puede estructurarse en una fase inicial, que suele durar alrededor de **quince días, y una fase principal en la que se logrará el nivel adecuado de grasa corporal.**
Durante la fase inicial de bajada de peso se reduce la ingesta de carbohidratos con alto índice glucémico, así como la de proteínas y grasas saturadas. El propósito de esta etapa es estabilizar los niveles de insulina durante el día.
Cuando el cuerpo logra controlar la insulina y comienza a utilizar las grasas como fuente de energía, se experimentan varios cambios positivos:

- ♥ Te sientes con más energía a lo largo del día, evitando esas subidas y bajadas de insulina que generan una sensación constante de montaña rusa.
- ♥ No tienes hambre poco después de desayunar.
- ♥ No tienes la necesidad de dormir después de comer, lo que te permite continuar trabajando con normalidad.
- ♥ Al finalizar el día, al margen del cansancio normal, no sentirás un agotamiento extremo.
- ♥ Disminuirán los antojos de dulces durante el día.

ASPECTOS IMPORTANTES DE LA FASE INICIAL

Es fundamental tener presente que las pautas alimenticias deben ser siempre personalizadas y se deben establecer considerando el estado físico, el entorno y los hábitos de cada persona. También es necesario tener en cuenta las diferencias entre hombres y mujeres, ya que el metabolismo basal masculino es más elevado, lo que implica que los hombres necesitarán consumir más alimentos a lo largo del día.

Además, las cantidades de comida no deben medirse estrictamente, sino que deben ser razonables, asegurando que en ningún momento pases hambre. Durante los primeros quince días, seguirás rigurosamente las cinco reglas de la dieta de control de insulina. Recuerda:

1. No consumir hidratos de carbono solos
2. Evitar los hidratos de carbono líquidos
3. Comer cada tres o cuatro horas
4. Comer algo dentro de la primera hora después de levantarse
5. No hacer ejercicio con el estómago vacío

FASE PRINCIPAL DE BAJADA DE PESO

Una vez que hayas logrado que la curva de insulina sea uniforme, harás lo siguiente en tus cenas:

- **Durante la segunda quincena,** reduciremos el número de cenas basadas solo en proteínas e incorporaremos hidratos de carbono en forma de verduras o ensaladas en varias cenas de la semana.
- **En la tercera quincena y las siguientes,** de las siete cenas semanales, tres serán de solo proteína, tres incluirán verduras o ensaladas como guarnición, y una tendrá un pecueño pico de insulina al incorporar frutas o carbohidratos en forma de pan.

FASES DE MANTENIMIENTO

FASE DE MANTENIMIENTO 1

- **Durante los primeros quince días del mantenimiento,** limitarás las cenas de solo proteína a los días en los que hayas comido arroz, pasta o legumbres. Además, la cena siguiente a cada una de estas también será de solo proteína.
- **Al menos dos veces por semana,** añadirás proteína en forma de jamón serrano en el desayuno.
- **Un día a la semana,** podrás incorporar una merienda dulce, asegurándote de que esté elaborada con ingredientes de calidad.

FASE DE MANTENIMIENTO 2

❤ Durante esta fase se recomienda consumir arroz, pasta o legumbres **dos veces a la semana** durante las comidas, mientras que los demás días se basarán en verduras o ensaladas acompañadas de una fuente de proteína.

❤ Las cenas serán **siempre** verduras o ensaladas como guarnición de una proteína. Además, se deben mantener las ingestas de media mañana y merienda, como se hace en la fase de mantenimiento 1.

¿QUÉ PUEDES DESAYUNAR MIENTRAS HACES LA DIETA?

❤ **Un lácteo,** que, al contener tanto hidratos de carbono como proteínas, es ideal para evitar los picos de insulina.

❤ **Una fuente de carbohidratos**, ya sea una fruta (no en forma de zumo, para cumplir con la segunda regla) o pan integral, porque los alimentos integrales permiten una liberación más lenta de insulina.

❤ **Una porción de proteína baja en grasa,** de alta calidad, evitando aditivos y conservantes. También se puede optar por claras de huevo, ya que prácticamente no contienen grasa (0,2 g por cada 100 g), en contraste con la yema, que tiene un contenido graso más alto (31,9 g por cada 100 g).

❤ Dado que estás en una etapa de pérdida de peso, debes **limitar el consumo de grasas** como frutos secos, aguacate y aceite de oliva.

Si al levantarte no tienes mucho apetito, lo ideal sería hacer una ingesta pequeña y equilibrada que contenga carbohidratos y proteínas. Una buena opción puede ser un café con leche desnatada o semidesnatada, un yogur desnatado (que contiene una proporción adecuada de hidratos y proteínas) o una pequeña porción de pan integral acompañado de proteínas magras, como jamón cocido o pechuga de pavo.

MENÚ PARA HOMBRES

DESAYUNO

**Para todas las fases de la dieta:
Bajada de peso inicial y principal
Mantenimiento 1 y 2**

Empieza siempre con café solo o infusión y leche desnatada, o bebida de soja baja en azúcar, o yogur 0 % m. g. (sin frutos secos ni cereales). Combínalo con una de las siguientes opciones.

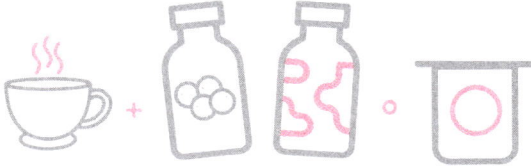

Opción 1

→ 2 rebanadas de pan integral sin frutos secos (tamaño rebana-da de pan de molde) o 2 biscotes de pan integral (aproxima-damente 10 g cada uno).

→ Como máximo, 75 g de proteína baja en grasa (jamón cocido, pechuga de pollo, una clara de huevo cocida, etcétera).

Opción 2

→ 2 rebanadas de pan integral sin frutos secos (tamaño rebana-da de pan de molde) o 2 biscotes de pan integral (aproxima-damente 10 g cada uno).

→ 1 tarrina de queso de Burgos 0 % m. g. (aproximadamente 75 g) + 1 cucharadita de mermelada o de tomate natural ra-llado + proteína baja en grasa (1 o 2 lonchas de jamón cocido, pechuga de pavo, etcétera).

Opción 3

→ 1 pieza de fruta pequeña (manzana, kiwi, piña, mandarina...).

→ 1 rebanada de pan integral sin frutos secos (tamaño rebanada de pan de molde) o 1 biscote de pan integral (aproximada-mente 10 g).

→ Entre 75 y 100 g de proteína baja en grasa (jamón cocido, pechuga de pollo, una clara de huevo cocida, etcétera).

Opción 4

→ 1 pieza de fruta pequeña (manzana, kiwi, piña, mandarina...).

→ 1 rebanada de pan integral sin frutos secos (tamaño rebanada de pan de molde) o 1 biscote de pan integral (aproximada-mente 10 g).

→ 1 tarrina de queso de Burgos 0 % m. g. (75 g) + 1 cucharadita de mermelada o de tomate natural rallado + proteína baja en grasa (1 o 2 lonchas de jamón cocido, pechuga de pavo, etcétera).

Opción 5

→ 1 pieza de fruta pequeña (manzana, kiwi, piña, mandarina...).
→ 1 rebanada de pan integral sin frutos secos (tamaño rebanada de pan de molde) o 1 biscote de pan integral (aproximadamente 10 g).
→ 1 huevo cocido (sin yema) + proteína baja en grasa (jamón cocido, pechuga de pavo, etcétera) + sal y orégano.
→ 1 tarrina de queso de Burgos 0 % m. g. (75 g) + 1 cucharadita de mermelada o de tomate natural rallado.

Opción 6
(solo para quienes se levantan sin apetito)

→ Café con mucha leche desnatada o un yogurt 0 % m. g. rico en proteínas.
→ A media mañana, toma uno de los otros cinco desayunos propuestos para completarlo.

MEDIAS MAÑANAS Y MERIENDAS

Para todas las fases de la dieta:
Bajada de peso inicial y principal
Mantenimiento 1 y 2

Opción 1

→ Yogur 0% m. g. proteico con trocitos de fruta.

Opción 2

→ Yogur 0% m. g. proteico natural + una pieza de fruta.

Opción 3

→ 1 pieza de fruta pequeña + dos o tres lonchas de pavo, jamón cocido, atún o huevo cocido.

Opción 4

→ 1 pieza de fruta pequeña + gelatina proteica (recuerda que no todas las gelatinas son proteína, debe tenerla en un porcentaje alto).

Opción 5

→ Café con mucha leche desnatada o bebida de soja sin azúcar (no se trata de un café con una nube de leche, debe tener una buena cantidad para que aporte nutrientes suficientes).

Opción 6

→ Montadito pequeño de sardinas, atún o pechuga de pavo.

*Además, para las fases de mantenimiento 1 y 2 y solo 1 día a la semana

→ Incorporaremos una merienda dulce, asegurándonos de que esté elaborada con ingredientes de calidad (como un bizcocho casero).

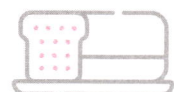

COMIDAS Y CENAS

Duración	Comidas	Cenas
Fase inicial de bajada de peso		
6 días	40 % de verdura o ensalada + 60 % de proteína	Solo proteína
1 día	50 % de arroz, pasta o legumbres con verduras + 50 % de proteína	Solo proteína
Fase principal de bajada de peso (primeros 15 días)		
3 días	40 % de verdura o ensalada + 60 % de proteína	Solo proteína
1 día	50 % de arroz, pasta o legumbres con verduras + 50 % de proteína	Solo proteína
3 días	40 % de verdura o ensalada + 60 % de proteína	Una proteína + verdura o ensalada como guarnición
Fase principal de bajada de peso (hasta alcanzar el peso saludable)		
3 días	40 % de verdura o ensalada + 60 % de proteína	Solo proteína

1 día	50 % de arroz, pasta o legumbres con verduras + 50 % de proteína	Solo proteína
2 días	40 % de verdura o ensalada + 60% de proteína	Una proteína + verdura o ensalada como guarnición
1 día	40 % de verdura o ensalada + 60% de proteína	20 % de hidrato de carbono de carga glucémica alta + 60 % proteína + 20 % verdura o ensalada

Fase de mantenimiento 1

1 día	50 % de arroz, pasta o legumbres con verduras + 50 % de proteína	Solo proteína
1 día	50 % de verdura o ensalada + 50 % de proteína	Solo proteína
4 días	50 % de verdura o ensalada + 50 % de proteína + una pieza de fruta pequeña	Una proteína + verdura o ensalada como guarnición
1 día	50 % de verdura o ensalada + 50 % de proteína + una porción pequeña de arroz, pasta o legumbres	Una proteína + verdura o ensalada como guarnición

Fase de mantenimiento 2		
2 días	50 % de arroz, pasta o legumbres con verduras + 50 % de proteína	Una proteína + verdura o ensalada como guarnición
5 días	50 % de verdura o ensalada + 50 % de proteína + una pieza de fruta pequeña	Una proteína + verdura o ensalada como guarnición

MENÚ PARA MUJERES

DESAYUNO

Para todas las fases de la dieta: Bajada de peso inicial y principal Mantenimiento 1 y 2

Empieza siempre con café solo o infusión y leche desnatada, o bebida de soja baja en azúcar, o yogur 0 % m. g. (sin frutos secos ni cereales). Combínalo con una de las siguientes opciones.

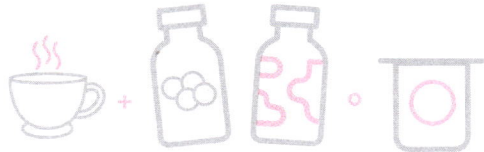

Opción 1

→ 1 rebanada de pan integral sin frutos secos (tamaño rebanada de pan de molde) o 1 biscote de pan integral (aproximadamente 10 g).

→ Entre 75 y 100 g de jamón cocido o pechuga de pavo.

Opción 2

→ 1 rebanada de pan integral sin frutos secos (tamaño rebanada de pan de molde) o 1 biscote de pan integral (aproximadamente 10 g).

→ 1 tarrina de queso de Burgos 0 % m. g. (aproximadamente 75 g) + 1 cucharadita de mermelada o de tomate natural rallado.

Opción 3

→ 1 pieza de fruta pequeña (manzana, kiwi, piña, mandarina...).

→ Entre 75 y 100 g de jamón cocido, pechuga de pavo o huevo.

Opción 4

→ 1 pieza de fruta pequeña (manzana, kiwi, piña, mandarina...).

→ 1 tarrina de queso de Burgos 0 % m. g. (75 g) + 1 cucharadita de mermelada o de tomate natural rallado + proteína baja en grasa (1 o 2 lonchas de jamón cocido, pechuga de pavo, etcétera).

Opción 5

→ 1 pieza de fruta pequeña (manzana, kiwi, piña, mandarina...).

→ 1 huevo cocido (sin yema) + proteína baja en grasa (1 o 2 lonchas de jamón cocido, pechuga de pavo, etcétera) + sal y orégano.

→ Café con mucha leche desnatada o un yogurt 0 % m. g. rico en proteínas.

→ A media mañana, toma uno de los otros cinco desayunos propuestos para completarlo.

MEDIAS MAÑANAS Y MERIENDAS

Para todas las fases de la dieta:
Bajada de peso inicial y principal
Mantenimiento 1 y 2

Opción 1

→ Yogur 0 % m. g. proteico con trocitos de fruta.

Opción 2

→ Yogur 0 % m. g. proteico natural + una pieza de fruta.

Opción 3

→ 1 pieza de fruta pequeña + dos o tres lonchas de pavo, jamón cocido, atún o huevo cocido.

Opción 4

→ 1 pieza de fruta pequeña + gelatina proteica (recuerda que no todas las gelatinas son proteína, debe tenerla en un porcentaje alto).

Opción 5

→ Café con mucha leche desnatada o bebida de soja sin azúcar (no se trata de un café con una nube de leche, debe tener una buena cantidad para que aporte nutrientes suficientes).

***Además, para las fases de mantenimiento 1 y 2
y solo 1 día a la semana**

→ Incorporaremos una merienda dulce, asegurándonos de que esté elaborada con ingredientes de calidad (como un bizcocho casero).

COMIDAS Y CENAS

Duración	Comidas	Cenas
Fase inicial de bajada de peso		
5 días	40 % de verdura o ensalada + 60 % de proteína	Solo proteína
2 días	40 % de verdura o ensalada + 60 % de proteína	Una proteína + verdura o ensalada como guarnición

Fase principal de bajada de peso (primeros 15 días)

4 días	40 % de verdura o ensalada + 60 % de proteína	Solo proteína
3 días	40 % de verdura o ensalada + 60 % de proteína	Una proteína + verdura o ensalada como guarnición

Fase principal de bajada de peso (hasta alcanzar el peso saludable)

3 días	40 % de verdura o ensalada + 60 % de proteína	Solo proteína
1 día	50 % de arroz, pasta o legumbres con verduras + 50 % de proteína	Solo proteína
2 días	40 % de verdura o ensalada + 60 % de proteína	Una proteína + verdura o ensalada como guarnición
1 día	40 % de verdura o ensalada + 60 % de proteína	20 % de hidrato de carbono de carga glucémica alta + 60 % proteína + 20 % verdura o ensalada

Fase de mantenimiento 1

1 día	50 % de arroz, pasta o legumbres con verduras + 50 % de proteína	Solo proteína

1 día	50 % de verdura o ensalada + 50 % de proteína	Solo proteína
4 días	50 % de verdura o ensalada + 50 % de proteína + una pieza de fruta pequeña	Una proteína + verdura o ensalada como guarnición
1 día	50 % de verdura o ensalada + 50 % de proteína + una porción pequeña de arroz, pasta o legumbres	Una proteína + verdura o ensalada como guarnición

Fase de mantenimiento 2

2 días	50 % de arroz, pasta o legumbres con verduras + 50 % de proteína	Una proteína + verdura o ensalada como guarnición
5 días	50 % de verdura o ensalada + 50 % de proteína + una pieza de fruta pequeña	Una proteína + verdura o ensalada como guarnición

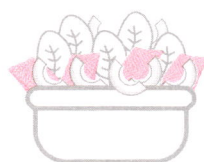

EJEMPLOS DE RECETAS

UNA PROTEÍNA + VERDURA O ENSALADA COMO GUARNICIÓN

- Tortilla francesa de espinacas, champiñón o espárragos
- Merluza con una guarnición de verduras
- Pavo a la plancha con una guarnición de espárragos
- Salmón en papillote con una guarnición de calabacín
- Hamburguesas de pollo y espinacas
- Filete de pollo a la plancha con una pequeña guarnición de ensalada

50 % DE ARROZ, PASTA O LEGUMBRE + VERDURAS + 50 % DE PROTEÍNA

- Arroz integral con verduras y pollo
- Potaje de garbanzos con espinacas, bacalao y huevo duro
- Ensalada de arroz integral, atún y langostinos
- Fideuá de marisco
- Espaguetis con boloñesa
- Hamburguesas de mijo y garbanzos

SOLO PROTEÍNA

- Tortilla francesa de atún, bacalao o gambas
- Sopa de marisco

- ♥ Merluza rellena de langostinos
- ♥ Filete de pollo a la plancha + lata de mejillones en escabeche
- ♥ Tofú marinado en salsa de soja
- ♥ Sepia a la plancha
- ♥ Bacalao al horno con mostaza de Dijon

40 % DE VERDURA O ENSALADA + 60 % DE PROTEÍNA

- ♥ Lasaña de calabacín y carne picada de ternera o pollo
- ♥ Ensalada de judías verdes con atún y huevo
- ♥ Sopa de verduras con pollo y huevo
- ♥ Tortilla de coliflor
- ♥ Espaguetis de calabacín con chipirones
- ♥ Dorada a la sal con una ensalada
- ♥ Ensalada con mucha proteína, huevo duro, atún, langostinos

HIDRATO DE CARBONO DE CARGA GLUCÉMICA ALTA EN BAJA PROPORCIÓN + PROTEÍNA + VERDURA O ENSALADA

- ♥ Burrito de pollo a la plancha y ensalada
- ♥ Tosta de atún, salmón y huevo cocido
- ♥ Sándwich de pan integral de masa madre de pollo a la plancha, lechuga, tomate y cebolla
- ♥ Yogurt proteico 0 % m. g. con frutos rojos

Puedes encontrar muchas de estas recetas en el libro
Las recetas de «Adelgaza para siempre» (Planeta, 2018).

DI ADIÓS AL ESTRÉS Y AL CANSANCIO

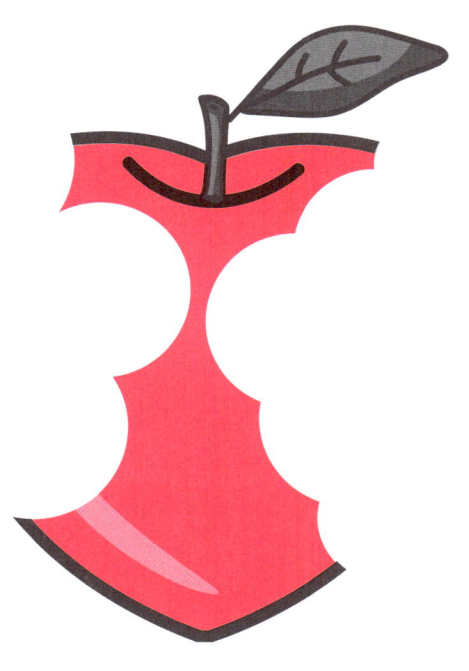

DE UNA VEZ POR TODAS

El estrés y el cansancio permanentes son motivos de queja habituales, especialmente entre los pacientes que vienen a mi consulta. Muchas veces se trata de personas que manejan múltiples roles y responsabilidades: son madres y profesionales, se encargan de las tareas del hogar, mantienen una vida social activa y, además, intentan cumplir con las expectativas de estar siempre estupendas. A menudo, nos exigimos demasiado.

Uno de los primeros pasos en la consulta es analizar los hábitos diarios de los pacientes. Lo que encontramos con frecuencia es que **el ritmo de vida de muchas mujeres está marcado por una gran carga de estrés desde que se levantan hasta que se acuestan.** Por ejemplo, algunas madres no desayunan para poder dejar a los niños en el colegio a tiempo, después de haber lidiado con atascos monumentales. Otras hacen jornadas laborales sin descansos, adelantando trabajo para poder salir antes y recoger a los niños a las cinco de la tarde. Estas mujeres suelen comer algo rápido (si tienen suerte, algún resto de la cena casera del día anterior) sentadas frente al ordenador. Luego, pasan la tarde de un lado para otro con las actividades extraescolares de los pequeños. Cuando finalmente llegan a casa, preparan la cena, bañan a los niños y ellas mismas terminan cenando cualquier cosa, picoteando sin ni siquiera sentarse porque siguen pendientes de que los demás coman bien.

No quiero decir que no haya padres que también asuman estas tareas, pero mi experiencia me dice que, lamentablemente, esta carga sigue recayendo en gran medida sobre las mujeres. Y es precisamente este tipo de vida el que lleva al cansancio crónico, del que la falta de descanso y una alimentación inadecuada son los principales culpables.

En este capítulo, descubriremos cómo ciertos alimentos y hábitos pueden ayudarnos a combatir el estrés, mejorar nuestros niveles de energía y, en última instancia, elevar nuestro bienestar. Porque el cansancio no es solo cuestión de dormir más, sino de cómo vivimos y nos alimentamos a diario.

EL IMPACTO DEL ESTRÉS EN NUESTRO CUERPO: RADICALES LIBRES Y ESTRÉS OXIDATIVO

El estrés no solo nos afecta mentalmente, sino que también tiene profundas repercusiones físicas. Cuando estamos bajo estrés, nuestro cuerpo entra en un estado de alerta, lo que incrementa la producción de hormonas como el cortisol. Aunque este proceso es natural y necesario para afrontar situaciones difíciles, cuando se prolonga en el tiempo puede tener efectos nocivos en nuestra salud.

Una de las consecuencias más perjudiciales del estrés crónico es la producción excesiva de radicales libres. **Los radicales libres son moléculas inestables que se generan de forma natural** como parte del metabolismo diario. De hecho, son responsables de procesos normales como el envejecimiento. Sin embargo, el problema surge cuando se generan en exceso, ya sea por el estrés, la contaminación o una dieta desequilibrada.

Nuestro cuerpo posee un sistema de defensa natural contra estos radicales libres, pero cuando la cantidad es abrumadora, se produce lo que conocemos como estrés oxidativo.

ANTIOXIDANTES: LOS GUERREROS CONTRA EL CANSANCIO

Los antioxidantes son un reclamo común en productos alimenticios y cosméticos, y no es para menos: son los héroes sin capa que combaten a los radicales libres. Los antioxidantes los neutralizan evitando que dañen nuestras células.

Cuando en nuestro cuerpo hay un **desequilibrio entre los radicales libres y los antioxidantes,** no solo se acelera el **envejecimiento celular,** sino que también aumenta el riesgo de sufrir **enfermedades crónicas** y, por supuesto, experimentamos una sensación constante de **fatiga y agotamiento.**

Si logramos mantener el **equilibrio entre la producción de radicales libres y la acción de los antioxidantes,** no solo **protegemos nuestra piel** del envejecimiento prematuro, sino que también **ayudamos a nuestro cuerpo** a funcionar con más energía y vitalidad.

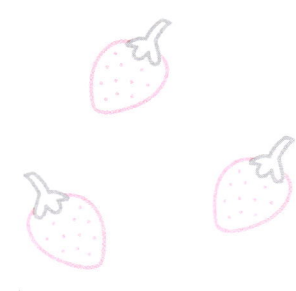

LAS FAMOSAS DIETAS «RICAS EN ANTIOXIDANTES»

Para asegurarnos de que estamos obteniendo suficientes antioxidantes, nuestra dieta debe estar repleta de **frutas y verduras de colores brillantes,** como bayas, cítricos, zanahorias, espinacas y pimientos. Otros alimentos ricos en antioxidantes son **las nueces, semillas, té verde** y especias como **la cúrcuma** y **el jengibre.**

Pero no se trata solo de lo que comemos, sino también de lo que evitamos. Los **estilos de vida y alimentos que generan más radicales libres** incluyen el consumo excesivo de alimentos ultraprocesados, fritos y azúcares refinados, así como el tabaquismo, el alcohol y la exposición excesiva a la contaminación y los rayos UV. Todo esto puede aumentar la producción de radicales libres en nuestro cuerpo, lo que abruma a las defensas naturales de los antioxidantes.

Cinco consejos para aumentar la ingesta de antioxidantes

1. Incluir frutas o verduras en nuestro menú diario.
2. Optar por té verde o infusiones de hierbas.
3. Añadir especias como la cúrcuma, el jengibre o la canela a nuestras comidas.
4. Elegir frutos secos y semillas como *snacks* saludables.
5. Limitar el consumo de alimentos procesados y fritos.

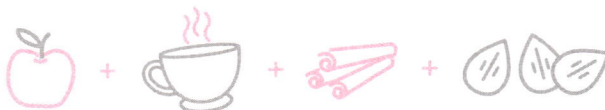

EL TEMIDO CORTISOL

El **cortisol, la hormona del estrés,** juega un papel esencial en cómo nuestro cuerpo actúa en situaciones de emergencia. Cuando el cortisol entra en acción, **nuestro cuerpo se pone en estado de alerta,** activando la respuesta de lucha o huida. En este estado, el cortisol se libera en grandes cantidades para preparar al cuerpo para enfrentarse a la situación, así que cumple varias funciones importantes:

- ❤ **Aumenta los niveles de glucosa en la sangre** y así proporciona energía inmediata a los músculos para responder rápidamente a la amenaza.
- ❤ **Suprime el sistema inmunológico** para priorizar las funciones vitales ante una emergencia.
- ❤ **Aumenta la presión arterial** para que los músculos y los órganos principales reciban suficiente oxígeno y nutrientes mientras nos enfrentamos a la amenaza.

En cambio, cuando los niveles de cortisol permanecen elevados durante periodos prolongados debido al estrés crónico, tienen efectos negativos en nuestro cuerpo y bienestar general.

- ❤ **Aumento de peso.** El cortisol alto está relacionado con la acumulación de grasa, especialmente en la zona abdominal. Esta grasa es la más peligrosa, porque se asocia con un mayor riesgo de padecer enfermedades cardiovasculares y diabetes tipo 2.
- ❤ **Metabolismo ralentizado.** A pesar de que el cortisol, en situaciones peliagudas, aumenta temporalmente el ritmo del metabolismo, cuando se mantiene de forma crónica en niveles elevados hace que el cuerpo empiece a reservar energía, lo que puede llevar a un metabolismo más lento y a dificultades para perder peso.

- ♥ **Pérdida de masa muscular.** El cortisol elevado también puede provocar la degradación muscular, ya que el cuerpo descompone el tejido muscular para obtener energía.
- ♥ **Problemas de sueño.** El cortisol debe bajar por la noche para permitir que el cuerpo descanse, pero si sigue alto puede causar insomnio o un sueño poco reparador, lo que a su vez aumenta la fatiga.
- ♥ **Dificultades para manejar el estrés.** Un atracón de cortisol puede llevar a una sensación de estrés permanente, afectando al estado de ánimo y aumentando la irritabilidad. No nos aguantamos ni a nosotros mismos.

Toma nota

Comprender cómo funciona el cortisol y cómo afecta a nuestro cuerpo es clave para manejar el estrés y evitar que se convierta en un factor debilitante en nuestra vida diaria. Mantener un equilibrio saludable de cortisol puede marcar una gran diferencia en cómo te sientes cada día.

CORTISOL, LEPTINA Y GRELINA, UN *MÉNAGE À TROIS* CON MUCHA HAMBRE

El estrés crónico no solo afecta a nuestro estado de ánimo y a nuestros niveles de energía, sino que también tiene un impacto profundo en las hormonas que regulan el hambre y la saciedad, como son la leptina y la grelina. Estas hormonas influyen en cómo nos relacionamos con la comida y en nuestro manejo del peso, especialmente en situaciones de alta demanda emocional.

LA LEPTINA Y LA RESISTENCIA AL ESTRÉS

La leptina, conocida como la **hormona de la saciedad,** es producida por el tejido adiposo y envía señales al cerebro para indicarle que el cuerpo tiene suficiente energía almacenada y no necesita más alimento. Sin embargo, el estrés crónico puede interferir en esta función, llevando a una condición llamada *resistencia a la leptina*. En este estado, por mucho que los niveles de leptina en el cuerpo sean elevados, el cerebro no recibe adecuadamente la señal de saciedad, lo que puede llevarnos a comer en exceso y a una disminución del gasto energético. Esto no solo contribuye al aumento de peso, sino que también genera una mayor sensación de fatiga y agotamiento, ya que el cuerpo no está utilizando la energía de manera eficiente.

LA GRELINA Y EL HAMBRE EMOCIONAL

La grelina es la hormona que promueve el hambre y sus niveles aumentan antes de las comidas para indicarle al cerebro que es hora de repostar. Durante periodos de estrés, los niveles de grelina tienden a aumentar, lo que puede desencadenar lo que comúnmente llamamos hambre emocional. Este tipo de hambre no responde tanto a las necesidades fisiológicas del cuerpo como a una **búsqueda de alivio emocional a través de la comida,** especialmente de alimentos altos en azúcares y grasas, que proporcionan un placer momentáneo a costa de la energía y el bienestar a largo plazo. Así que ese momento que tantas veces hemos visto en el cine y las series norteamericanos en el que la protagonista alivia sus decepciones sentimentales echando mano de una tarrina de helado gigantesca tiene una explicación científica.

HÁBITOS CALMANTES PARA CUERPOS ESTRESADOS

Comprender la relación entre el estrés, la leptina, la grelina y el cortisol nos permite tomar decisiones más conscientes que mejoren nuestra salud y bienestar en general. Al adoptar hábitos que favorezcan el equilibrio hormonal y el manejo del estrés, podemos combatir el cansancio y mejorar nuestra calidad de vida de manera significativa. Estos son algunos de esos hábitos:

♥ **Alimentación equilibrada.** Comer regularmente, evitando picos de azúcar en sangre, es clave para mantener el cortisol bajo control. Alimentos ricos en vitamina C, omega 3 y antioxidantes son especialmente útiles, ya que ayudan a combatir el estrés oxidativo y a reducir la inflamación crónica. La inflamación es un factor que puede aumentar los niveles de cortisol, perpetuando un ciclo de estrés y fatiga. Incorporar alimentos antiinflamatorios como el aceite de oliva, los frutos secos, las verduras de hoja verde y los pescados grasos es esencial para mantener la inflamación a raya y promover un ambiente hormonal equilibrado.

- ♥ **Ejercicio regular.** Aunque el ejercicio aumenta momentánea-mente el cortisol, a largo plazo ayuda a regular sus niveles.
- ♥ **Dormir bien.** Mantener una rutina de sueño adecuada es crucial para regular el cortisol. Practicar técnicas de relaja-ción antes de dormir, como la meditación o el yoga, también puede ser beneficioso.
- ♥ **Aprender técnicas de gestión del estrés.** Las actividades que promueven la relajación, como el *mindfulness*, el yoga o simplemente tomarse un tiempo para descansar, pueder re-ducir el cortisol y mejorar el bienestar general.

ENTRÉNATE CONTRA EL ESTRÉS

No podía abordar la gestión del cortisol sin hablar del **ejercicio físico,** ya que es **una de las herramientas más efectivas para com-batir el estrés y mejorar el estado de ánimo.** No solo nos ayuda a liberar **endorfinas, las hormonas de la felicidad,** sino que también reduce los niveles de cortisol y nos permite descansar mejor, lo que es crucial para recuperarse del cansancio crónico. Pero no todos los tipos de ejercicio tienen los mismos efectos:

- ♥ **Ejercicios de fuerza.** El entrenamiento de fuerza es espe-cialmente beneficioso durante la menopausia y más allá, ya que ayuda a mantener la masa muscular, aumenta el meta-bolismo basal y mejora la salud ósea. Incorporar ejercicios como levantamiento de pesas, yoga o pilates puede ser clave para sentirse más fuerte, con mayor energía y menos estrés.

- ❤ **Ejercicio cardiovascular.** Actividades como caminar, nadar o ir en bicicleta no solo mejoran la salud cardiovascular, sino que también promueven una mejor circulación y oxigenación del cuerpo, lo que contribuye a una mayor vitalidad.
- ❤ **Ejercicio regular y equilibrio hormonal.** El ejercicio regular, sea cual sea, ayuda a regular las hormonas del hambre y la saciedad, contribuyendo a un mejor control del peso y reduciendo la tendencia a comer en exceso por culpa de situaciones estresantes.

UNA AYUDA EXTRA: VUELVEN LOS HONGOS MEDICINALES

Aunque ya os hablé de ella en el capítulo sobre la inflamación, la micoterapia, que emplea hongos medicinales, también es una herramienta poderosa para gestionar el estrés y la fatiga crónica. **Hongos como el *reishi*** (*Ganoderma lucidum*) **y la melena de león** (*Hericium erinaceus*) **actúan como adaptógenos,** ayudando al cuerpo a manejar mejor el estrés y a regular los niveles de cortisol. El *reishi* es especialmente eficaz para **reducir la ansiedad y mejorar la calidad del sueño,** promoviendo así la recuperación física y mental, mientras que la melena de león es una maravilla para la **salud cognitiva, combatiendo la fatiga mental y mejorando la concentración y la memoria,** algo fundamental para nosotras, que a menudo llevamos un ritmo de vida acelerado y estresante.

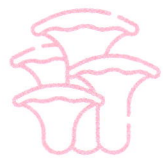

230

KIT DE RESCATE
PARA JORNADAS ETERNAS

El año pasado mi vida fue una verdadera carrera de fondo. Entre las largas horas en la consulta, mis intervenciones en la radio los domingos, la grabación de mi pódcast *¿Cómo comes?* cada viernes y la realidad de ser madre de un adolescente que, aunque ya no necesita tanta atención como cuando era pequeño, sigue requiriendo mucho de mi tiempo y energía, el agotamiento se apoderó de mí. Fueron meses de pura resistencia, pero había algo que me mantenía en pie durante esas jornadas maratonianas: mi *kit* de rescate.

Este *kit,* sencillo pero eficaz, está compuesto por **una onza de chocolate negro, dos dátiles y dos nueces.** Puede parecer una combinación modesta, pero en realidad es un poderoso cóctel de energía y bienestar que funciona de manera increíble en el cuerpo. Algunas tardes, especialmente cuando tenía que impartir una clase o formación a las siete de la tarde, este *kit* se convertía en mi salvavidas.

Este *kit* no solo me brinda un impulso energético cuando más lo necesito, sino que también combate el estrés oxidativo y la irflamación, dos factores clave que, como ya sabes a estas alturas, pueden contribuir al agotamiento. Estas son sus propiedades:

- **La combinación de los antioxidantes** del chocolate, **la energía rápida** de los dátiles y **las grasas saludables** de las nueces actúan en sinergia, proporcionando un alivio casi instantáneo y duradero del cansancio y sin los altibajos que suelen producir otros tentempiés menos saludables.
- **Los antioxidantes ayudan a neutralizar los radicales libres.** Además, los compuestos antiinflamatorios presentes en los ingredientes ayudan a mantener el cuerpo en equilibrio, reduciendo la inflamación, que, si se descontrola, puede contribuir a un estado de cansancio constante.
- **El triptófano** presente en estos alimentos es clave en la **producción de serotonina,** la hormona de la felicidad, y **de melatonina,** que regula el sueño. Esto significa que este *kit* no solo te da un impulso instantáneo, sino que también ayuda a estabilizar el estado de ánimo y a mejorar la calidad del sueño.
- **El magnesio,** presente en la mayor parte de los ingredientes del *kit*, es crucial para la reducción del estrés, ya que **regula la respuesta del cuerpo al cortisol.** Debemos recordar que el magnesio ayuda a mejorar la función muscular, a producir energía de manera eficiente y a promover un descanso de calidad, lo que es vital para enfrentar esas jornadas interminables con la fuerza y la serenidad necesarias.

DECÁLOGO ENERGÉTICO

1. **Empieza el día con proteínas.** No te saltes el desayuno e incluye en él proteínas para estabilizar los niveles de azúcar y evitar la fatiga.

2. **Come cada tres o cuatro horas.** Así mantienes los niveles de energía estables y previenes posibles antojos.

3. **Combate el estrés con alimentos ricos en magnesio.** El magnesio, presente en alimentos como las almendras, te ayudará a mantener la calma.

4. **Agrega color a tu plato**. Llena el plato de frutas y verduras coloridas, ricas en antioxidantes, para una mayor vitalidad.

5. **No tengas miedo a las grasas saludables.** Es momento de recordar que las grasas saludables, como las del aguacate y las nueces, son esenciales para el cerebro y reducen la inflamación.

6. **Cuida tu sueño.** Mantener una rutina nocturna relajante para asegurar un buen descanso es clave para combatir el cansancio.

7. **Desconecta y muévete.** Dedica al menos treinta minutos al día a una actividad física con la que disfrutes para reducir el cortisol y liberar endorfinas.

8. **Ríndete al poder del chocolate negro.** Una onza de chocolate negro, rica en antioxidantes y magnesio, puede ser un impulso de energía y calma. Es recomendable dejar que el chocolate se deshaga en nuestra boca en lugar de masticarlo, permitiendo que los compuestos beneficiosos se liberen lentamente.

9. **Mantén a raya la inflamación.** Con una dieta rica en alimentos antiinflamatorios y libre de ultraprocesados.

10. **Controla los picos de insulina.** Incluye proteínas en cada comida para evitar picos de insulina, especialmente cuando tengas que mantenerte activo durante muchas horas.

8

DE LA BOCA A TU SALUD,

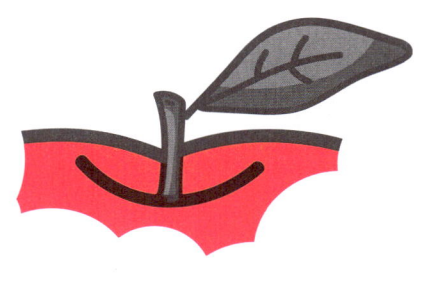

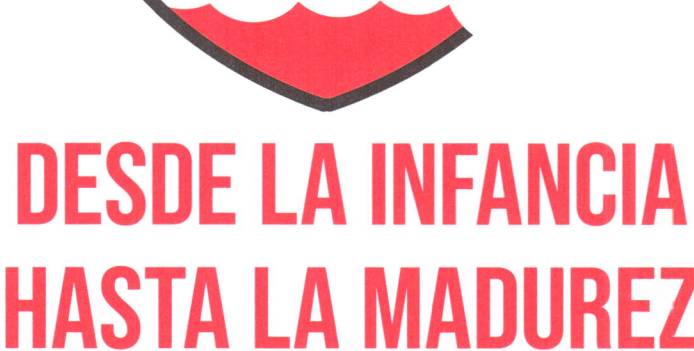

DESDE LA INFANCIA HASTA LA MADUREZ

EL EMBARAZO: LO MEJOR PARA LA MADRE Y EL BEBÉ

El embarazo es un momento mágico y desafiante en la vida de una mujer, y la alimentación tiene gran importancia. Las embarazadas deben cuidar mucho su dieta pensando en ellas y, como es obvio, en su futuro retoño. Así que te voy a dar algunas claves por si estás en esa etapa... o tienes pensado estarlo.

♥ Consumir el trío de nutrientes promaternidad: ácido fólico, hierro y calcio.

→ **El ácido fólico** es crucial durante el primer trimestre del embarazo, ya que ayuda a prevenir defectos en el tubo neural del bebé, como la espina bífida. Se recomienda que las mujeres en edad fértil y embarazadas consuman al menos 400 microgramos diarios de ácido fólico, preferentemente a través de suplementos y alimentos como espinacas, legumbres, cereales integrales y productos lácteos fortificados.

→ **El hierro** es necesario para producir hemoglobina adicional, que transporta oxígeno tanto a la madre como al bebé. Durante el embarazo, las necesidades de hierro aumentan significativamente para poder apoyar el aumento del volumen sanguíneo de la madre y el desarrollo del bebé. Las fuentes ricas en hierro incluyen carnes magras, legumbres, espinacas... Del hierro hemos hablado en profundidad en el capítulo 1, así que no olvides echarle un vistazo.

→ **El calcio** es vital para el desarrollo óseo del bebé y para mantener la salud ósea de la madre. Si su dieta no tiene el suficiente aporte de calcio, el cuerpo tomará este mineral de los huesos o los dientes de la madre para dárselo al bebé. Recuerda: los lácteos, las verduras de hoja verde y los frutos secos son excelentes fuentes de este mineral.

♥ **Mantenerse hidratada.** Que hay que beber bastante agua a lo largo del día ya lo sabemos. Las embarazadas no se libran tampoco de esta recomendación, y más cuando durante la gestación surge el incomodísimo estreñimiento, un problema muy común debido a los cambios hormonales y a la presión que el útero ejerce sobre los intestinos en los últimos meses de embarazo. Una hidratación adecuada nos ayuda a prevenirlo. Y para el bebé el agua es maravillosa, ya que nos permite mantener un buen nivel de líquido amniótico, que es fundamental para el desarrollo del feto. Por todo esto, las mujeres embarazadas deben beber al menos 2,5 litros de agua al día.

♥ **Tomar fibra.** El consumo de fibra, haciendo tándem con el agua, ayuda a combatir el estreñimiento, a mantener un tránsito intestinal saludable y a prevenir complicaciones como las temidas hemorroides. Frutas, verduras, cereales integrales y legumbres deben ser componentes clave en la dieta de la madre.

♥ **Cuidar la microbiota.** Si antes del embarazo había que cuidar la microbiota, esta recomendación se vuelve esencial durante la gestación. Una microbiota saludable no solo mejora la digestión y el sistema inmunológico de la madre, sino que también juega un papel fundamental en la salud del bebé.

Recordad que el bebé adquiere gran parte de su microbiota al pasar por el canal de parto. Por ello, que tengamos una microbiota equilibrada y diversa puede contribuir a un mejor desarrollo del sistema inmunológico del bebé y a reducir el riesgo de alergias en los niños y otras patologías.

♥ **Optar por la grasa buena.** Los ácidos grasos omega 3, presentes en pescados como el salmón y la caballa, son importantes para el desarrollo cerebral y ocular del feto. Sin embargo, es crucial elegir pescados bajos en mercurio y consumirlos en cantidades moderadas. Además, la suplementación con aceite de pescado durante el embarazo y la lactancia se ha asociado con una reducción significativa del riesgo de alergias alimentarias en los niños. Según estudios recientes, los hijos de mujeres que tomaron suplementos de omega 3 durante el embarazo o la lactancia presentan una reducción del 31 % en la sensibilidad al huevo a la edad de un año y un 38 % menos de riesgo a tener alergia al cacahuete.

TU NUEVO PESO: ASUMIR EL CAMBIO Y DAR CON EL EQUILIBRIO

Todas sabemos que el embarazo conlleva una serie de cambios fisiológicos en nuestro cuerpo y, entre ellos, uno de los que más nos preocupa es subirnos a la báscula y ver que el peso se dispara más allá de los rangos razonables.

El aumento de peso recomendado durante el embarazo depende del peso con el que comience la gestación. En general, las mujeres con un porcentaje de grasa adecuado, entre un 20 y un 30 %, deberían ganar entre once y dieciséis kilos. Piensa que este peso se distribuye entre el bebé, la placenta, el líquido amniótico, el aumento del volumen sanguíneo, el crecimiento del útero y los depósitos de grasa maternos. Es importante recalcar que estos depósitos de grasa sirven como reserva de energía para la lactancia y, por tanto, son muy necesarios. La prioridad es la salud de la mamá y del bebé.

Ahora bien, ¿qué ocurre si la madre tiene sobrepeso o ni siquiera llega al mínimo requerido?

Un exceso de grasa corporal durante el embarazo conlleva estos riesgos:

- ♥ **Incrementar la resistencia a la insulina,** elevando el riesgo de desarrollar diabetes gestacional, hipertensión y preeclampsia, una condición grave que puede conllevar complicaciones como el parto prematuro y daños en órganos vitales tanto de la madre como del bebé.
- ♥ **Complicaciones durante el parto,** como la necesidad de una cesárea y problemas con la cicatrización posoperatoria.
- ♥ **Provocar macrosomía fetal,** aumentando la probabilidad de lesiones durante el parto vaginal.
- ♥ **Exacerbar problemas respiratorios** como la apnea del sueño.
- ♥ **Un mayor riesgo de malformaciones congénitas en el bebé,** complicaciones en la monitorización del embarazo y retención de peso posparto, contribuyendo al desarrollo de problemas de salud a largo plazo, como obesidad y enfermedades cardiacas.
- ♥ **Impactar negativamente en la salud mental de la madre,** aumentando el riesgo de padecer depresión.

Mientras que un bajo porcentaje de grasa corporal en las embarazadas implica otros problemas:

- ♥ Podría **limitar el crecimiento del bebé** y aumentar el riesgo de bajo peso al nacer.
- ♥ **Interferir con la absorción de vitaminas liposolubles esenciales (A, D, E y K),** causando deficiencias nutricionales que afectan tanto a la madre como al feto.
- ♥ **Puede causar amenorrea** (falta de menstruación), complicando la concepción y el mantenimiento del embarazo debido a problemas hormonales.

- ❤ Las mujeres con un porcentaje de grasa bajo tienen un **mayor riesgo de parto prematuro.**
- ❤ **Dificultades para producir suficiente leche materna** después del parto.
- ❤ **Afectar negativamente el sistema cardiovascular.**
- ❤ **Aumentar el riesgo de problemas de salud mental,** como depresión y ansiedad, especialmente si están asociados con trastornos alimentarios o preocupaciones excesivas por la imagen corporal.
- ❤ **Mayor riesgo de aborto espontáneo,** particularmente en el primer trimestre.

Todas estas cuestiones hay que tenerlas muy en cuenta y centrarse en mantener un peso adecuado y controlado por un especialista acreditado. Es más, te diría que muchas veces es mejor que te tapes los oídos. Durante el embarazo es común escuchar consejos bienintencionados por parte de nuestro entorno, pero que no suelen ser demasiado fiables. **Olvídate: las embarazadas no deben comer por dos.** Aunque las necesidades calóricas aumentan, esto no significa que la madre deba duplicar su ingesta. Lo importante es enfocarse en la calidad, no en la cantidad, y mucho menos ponerse a comer sin freno pensando que el embarazo *es lo que tiene...*

Antes de recomendarte una dieta específica para embarazadas, me gustaría incidir en aquello que no debes comer si quieres proteger tu salud y la del bebé. Porque, al igual que en otros capítulos de este libro, tan importante es lo que sí puedes hacer como lo que no y a qué infecciones puedes estar expuesta si no haces caso de ciertas recomendaciones.

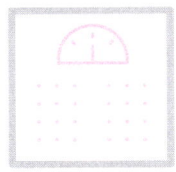

Alimentos que deben evitarse durante el embarazo

Categoría	Alimento	Riesgos
Carnes	Carnes crudas o poco cocidas	Toxoplasmosis y otras infecciones bacterianas
Pescados	Pescados con alto contenido de mercurio (cazón, pez espada, atún rojo)	Puede afectar el desarrollo neurológico del bebé
Huevos	Huevos crudos	Riesgo de salmonela, que puede causar intoxicaciones alimentarias graves
Lácteos	Lácteos no pasteurizados	Pueden contener listeria, una bacteria peligrosa para el embarazo
Embutidos	Fiambres y embutidos (no cocidos adecuadamente)	Posible contaminación por listeria
Bebidas	Alcohol y exceso de cafeína	Problemas en el desarrollo fetal y riesgo de parto prematuro
Especias	Canela, jengibre, cúrcuma, nuez moscada, perejil (en grandes cantidades)	Pueden provocar contracciones uterinas u otros efectos adversos
Hierbas	Ruda, salvia, romero, poleo, menta (en grandes cantidades), regaliz	Aborto espontáneo, contracciones uterinas o efectos hormonales negativos

PREVENIR LA TEMIDA TOXOPLASMOSIS

La toxoplasmosis es una infección causada por el parásito *Toxoplasma gondii*. Para una mujer embarazada, esta infección puede ser especialmente peligrosa. ¿Qué puede hacer la toxoplasmosis al bebé? Si una madre la contrae durante el embarazo, especialmente en el primer trimestre, el parásito puede atravesar la placenta e infectar al feto. Esto puede causar aborto espontáneo, muerte fetal o, si el bebé sobrevive, problemas serios, como convulsiones, agrandamiento del hígado y el bazo, ictericia (color amarillo de la piel y los ojos) y problemas en la retina que pueden llevar a ceguera. Vamos, que es un riesgo muy serio que hay que tener en cuenta.

Muchas personas que contraen toxoplasmosis no presentan síntomas evidentes. Sin embargo, en casos sintomáticos, los signos pueden incluir fiebre, fatiga, dolores musculares y, en casos raros, hinchazón de los ganglios linfáticos. Si estás embarazada, lo mejor siempre es realizar una analítica para detectar la presencia de anticuerpos contra el parásito.

Estos son los alimentos que hay que evitar para prevenir la toxoplasmosis:

- ♥ **Carne cruda o poco cocida.** Debemos asegurarnos de cocinar toda la carne a una temperatura interna segura. Es decir, cocinarla bien. Nada de dejarla mínimamente cruda.
- ♥ **Frutas y verduras sin lavar.** Hay que lavar todas las frutas y verduras antes de consumirlas, incluso si las vas a pelar. Y esto es algo que aconsejo a todo el mundo.
- ♥ **Agua no tratada.** No se debe consumir agua de fuentes no seguras o sin tratar. De nuevo, algo que es recomendable para todos, pero que para las embarazadas es fundamental.
- ♥ **Embutidos crudos,** como el jamón curado o el serrano, el salchichón, el chorizo o el salami.
- ♥ **Y el paté y el foie,** que se pueden consumir, pero solo en pequeñas cantidades y en lata (es decir, esterilizado).

OTRAS INFECCIONES DERIVADAS DE ALIMENTOS

Las embarazadas también deben ser cuidadosas con bacterias dañinas como la listeria, la salmonela y la *E. coli*. Estas pueden causar infecciones graves que podrían afectar al bebé, provocando desde infecciones en el recién nacido hasta un aborto espontáneo.

Estos son los alimentos que se deben evitar para no ingerir bacterias dañinas:

- ♥ **Leche cruda.** Siempre hay que optar por leche y productos lácteos pasteurizados.
- ♥ **Quesos blandos no pasteurizados.** Debemos olvidarnos de quesos como el *brie,* el *camembert* y otros quesos blandos, a menos que sepamos que están hechos con leche pasteurizada. Ante la duda, mejor no consumirlos.
- ♥ **Huevos crudos o poco cocidos.** Los huevos crudos pueden contener salmonela, que causa intoxicación alimentaria. Debemos asegurarnos de que las yemas y las claras estén bien cocidas. Y nada de mayonesa casera.

ESPECIAS Y HIERBAS QUE ES MEJOR TENER LEJOS

Aunque muchas especias y hierbas son seguras y pueden ofrecer beneficios para la salud, algunas deben evitarse o consumirse con precaución debido a sus posibles efectos adversos sobre la madre y el bebé. Estas son las más importantes:

- **Cúrcuma.** A pesar de que es conocida por sus propiedades antiinflamatorias, la cúrcuma puede estimular mucho el útero, lo que podría llevar a contracciones uterinas prematuras. Es seguro usar cúrcuma como especia en la cocina, pero hay que evitar tomar suplementos o dosis medicinales sin supervisión médica.

- **Jengibre.** Popular para aliviar náuseas, el jengibre puede tener un efecto anticoagulante si es tomado en grandes cantidades, aumentando el riesgo de sangrado. Se recomienda su consumo en cantidades moderadas (como máximo una taza si es en infusión) y evitar suplementos concentrados sin consultar al médico.

- **Regaliz.** Contiene glicirricina, que puede afectar a los niveles hormonales, aumentar el riesgo de parto prematuro y causar problemas cognitivos en el bebé. No se deben consumir grandes cantidades de regaliz, incluidos dulces y tés.

- **Canela.** Puede estimular las contracciones uterinas, lo que podría aumentar el riesgo de parto prematuro o aborto espontáneo.

- **Nuez moscada.** Cuando se consume en exceso, puede tener efectos alucinógenos y, en algunos casos, podría inducir contracciones uterinas.

- **Perejil.** En dosis elevadas, el perejil podría aumentar el riesgo de contracciones uterinas, lo cual es especialmente peligroso en el primer trimestre.

- **Salvia y romero.** Estas hierbas, en grandes cantidades, podrían provocar contracciones uterinas y deben evitarse en dosis medicinales durante el embarazo.

- **Poleo.** Esta hierba debe evitarse completamente, ya que puede ser tóxica para el hígado y tiene efectos abortivos. Así que nada de infusiones de poleo.

- **Suplementos a base de hierbas.** En general, es mejor dejar de tomar suplementos de hierbas que contengan las especias comentadas o cualquier otra hierba que no esté claramente aprobada por el médico.

CUANDO EL EMBARAZO SE COMPLICA: LA DIABETES GESTACIONAL

La diabetes gestacional es una enfermedad que se desarrolla durante el embarazo, cuando el cuerpo de la madre no produce la suficiente insulina o no puede utilizarla de manera eficaz, lo que lleva a niveles elevados de glucosa en sangre. Esta afección puede aumentar el riesgo de tener complicaciones tanto para la madre como para el bebé, pero con un buen manejo y control se pueden minimizar estos riesgos. ¿Qué podemos hacer si hemos recibido este diagnóstico?

♥ **Evitar los picos de glucosa con la dieta.** Es fundamental seguir una dieta que mantenga a raya los niveles de glucosa en sangre. Esto implica prestar atención a los carbohidratos, eligiendo aquellos con un índice glucémico bajo y distribuyendo su ingesta a lo largo del día en pequeñas comidas. Alimentos ricos en fibra, como cereales integrales, legumbres, frutas enteras y verduras son excelentes opciones.

♥ **Hacer ejercicio con regularidad.** Mantenerse activa ayuda a controlar los niveles de azúcar en sangre. Actividades como caminar, nadar o realizar ejercicios específicos para el embarazo es muy beneficioso.

♥ **Seguir un plan de controles frecuentes.** No es algo que deba descuidarse. Esto permitirá ajustar la dieta y la actividad física para mantener los niveles de glucosa dentro de los rangos recomendados.

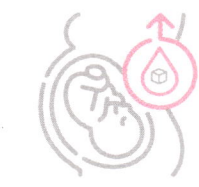

MENÚ DIARIO PARA EMBARAZADAS

Esta dieta que te propongo tiene algunos elementos clave:

- ❤ **Equilibrio entre carbohidratos y proteínas.** Todas las ingestas incluyen fuentes tanto de carbohidratos como de proteínas, lo cual es importante para controlar los niveles de insulina.
- ❤ **Lácteos.** Se pueden consumir solos, porque ya contienen tanto hidratos de carbono como proteínas.
- ❤ **Frutas enteras.** Nunca en zumo, para asegurar la fibra y un índice glucémico controlado.
- ❤ **Alimentos antiinflamatorios.** Como pescados de tamaño pequeño y ricos en omega 3, y aceite de oliva.
- ❤ **Integrales.** Todas las opciones de cereales (como avena, arroz y pan) deben ser integrales.
- ❤ **Semillas y frutos secos crudos.** Se incorporan en cada comida o tentempié, proporcionando grasas saludables y nutrientes esenciales.

DESAYUNO

Opción 1

- ❤ *Porridge* de avena integral cocida con leche o bebida vegetal
- ❤ Frutas frescas, como fresas, arándanos o plátano
- ❤ Un puñado de nueces o almendras crudas
- ❤ Semillas de chía o lino espolvoreadas por encima

Opción 2

- ❤ Tostadas integrales con aguacate y huevo cocido
- ❤ Un vaso de leche (puede ser bebida vegetal)
- ❤ Frutas frescas (manzana o pera)

MEDIA MAÑANA

Opción 1

- ❤ Yogur natural
- ❤ Fruta entera, como una mandarina o un kiwi
- ❤ Un puñado de nueces o semillas de calabaza crudas

Opción 2

- ❤ Batido de yogur natural con un puñado de fresas y semillas de chía
- ❤ Un poco de avena integral para tener más fibra
- ❤ Un puñado de almendras o nueces

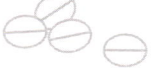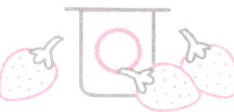

COMIDA

Opción 1

- Ensalada de legumbres (lentejas o garbanzos) con verduras frescas (tomate, zanahoria, pepino), huevo duro, atún y aguacate
- Pescado al horno (como salmón o caballa, ricos en omega 3)
- De postre, un yogur natural

Opción 2

- Pechuga de pollo a la plancha
- Boniato al horno o patata asada
- Verduras al vapor (brócoli, espárragos o espinacas)
- De postre, fruta fresca (una manzana o una pera)

Opción 3

- Quinoa con pollo a la plancha y verduras.
- Verduras asadas (calabacín, berenjena, pimientos) con aceite de oliva y especias
- Fruta fresca (un kiwi o una mandarina)

MERIENDA

Opción 1

- Requesón o queso *cottage* con frutas frescas (arándanos o fresas)
- Un puñado de nueces o almendras
- Semillas de lino molidas espolvoreadas por encima

♥ Tostada integral con hummus y queso de Burgos

CENA

Opción 1

♥ Sopa de verduras (calabacín, zanahoria, cebolla) con un huevo escalfado
♥ Pescado blanco a la plancha
♥ De postre, fruta fresca (como una ciruela)

Opción 2

♥ Tortilla con espinacas y champiñones
♥ Ensalada verde (espinacas, rúcula, con aceite de oliva y semillas de girasol)
♥ De postre, un yogur natural

Opción 3

♥ Puré de calabacín y puerro
♥ Huevo duro cortado en rodajas y colocado sobre el puré
♥ De segundo, pescado a la plancha (como merluza, lenguado, caballa, sardina o dorada) con un toque de limón y perejil
♥ De postre, fruta fresca (por ejemplo, una mandarina o un kiwi)

LISTA DE LA COMPRA

Frutas frescas	Fresas, arándanos, plátanos, manzanas, peras, mandarinas, kiwis, naranjas y ciruelas.
Verduras y hortalizas	Ajo, calabacines, zanahorias, cebollas, puerros, tomates, pepinos, brócoli, espárragos, espinacas frescas, rúcula, berenjenas y pimientos (de diferentes colores).
Legumbres y cereales	Lentejas, garbanzos, quinoa, avena integral y pan integral.
Proteínas	Huevos, pechuga de pollo, atún enlatado (ya sea en agua o en aceite), sardinas, caballa, pescado blanco (merluza, lenguado o dorada), requesón o queso *cottage* y queso de Burgos.
Lácteos y alternativas	Yogur natural, leche o bebida vegetal.
Frutos secos y semillas	Nueces crudas, almendras crudas, semillas de chía, semillas de lino y pipas de calabaza y de girasol.
Otros	Aceite de oliva virgen extra, hummus y limón.
Especias	Albahaca fresca y especias para verduras (al gusto, salvo aquellas que hemos desaconsejado en la lista previa).

LA LACTANCIA: UN PLAN DE NUTRICIÓN PARA ENRIQUECER LA LECHE

Todas las que hemos sido madres sabemos que una buena alimentación sigue marcando nuestra salud y la de nuestro bebé durante la lactancia. La leche materna es el alimento más completo y nutritivo que podemos darle y su producción depende en gran medida de la dieta de la madre.

LAS CUATRO CLAVES SOBRE LA ALIMENTACIÓN DURANTE LA LACTANCIA

1. **Tu cuerpo necesita energía extra: aumenta tu ingesta calórica.** Durante la lactancia, las necesidades calóricas de la madre aumentan significativamente, ya que su cuerpo necesita energía extra para producir leche. Se recomienda un aumento de aproximadamente 500 kcal adicionales por día durante este periodo. Además, los depósitos de grasa acumulados durante el embarazo comienzan a movilizarse para la producción de leche. Sin embargo, es común que algunas mujeres sientan que aumentan de peso, lo cual puede deberse a varios factores, como un aumento en el apetito, la reducción de la actividad física debido al cuidado del bebé y las fluctuaciones hormonales.

2. **Tus hormonas se revolucionan.** La revolución hormonal de la prolactina y la oxitocina es esperable, y también sus consecuencias anímicas. La prolactina es la hormona responsable de la producción de leche, mientras que la oxitocina facilita su expulsión y también fortalece el vínculo emocional entre madre e hijo. Estas hormonas, junto con los cambios en los niveles de estrógeno y progesterona, pueden afectar al estado de ánimo, al apetito y al peso de la madre durante la lactancia.

3. **Los ingredientes de una leche de primera.** Para asegurar una producción de leche de alta calidad, es importante seguir una dieta rica en nutrientes, incluyendo alimentos con muchas proteínas, como carnes magras, pescados, huevos, legumbres y lácteos, así como frutas y verduras frescas, que aportan vitaminas y minerales esenciales.

4. **La nueva dosis diaria de agua.** Beber suficiente agua es fundamental durante la lactancia, ya que la producción de leche hace que la madre necesite más líquidos. Es recomendable beber un vaso de agua cada vez que se amamante al bebé, y tener cerca una botella de agua durante todo el día.

El caso de Gema
«Estoy embarazada, ¡me merezco todos los caprichos!»

Gema es una mujer de treintaidós años que ha estado luchando contra el sobrepeso durante toda su vida. Con el embarazo dio rienda suelta a su tendencia a picotear y a su afición por los dulces. Solo en los dos primeros meses de embarazo, Gema ganó seis kilos. Para ella, la comida muchas veces había sido una vía de escape a su ansiedad. Trataba de limitarlo, pero le costaba. Vino a la consulta decidida a hacer todo lo posible por mejorar su relación con la comida y a controlar su rápido aumento de peso. Decidimos intervenir antes de que el sobrepeso se convirtiera en un problema grave para ella y su bebé. En su caso, elaboramos un plan nutricional personalizado. ¿En qué consistió?

♥ **Abordaje psicológico.** Se trabajó con Gema para que fuese integrando la importancia de llevar una alimentación equilibrada durante el embarazo, no solo para su salud, sino también para la del bebé. Supo que no había que comer por dos y aprendió a escuchar las señales reales de hambre de su cuerpo, en lugar de comer por ansiedad o costumbre.

♥ **Distribución de las comidas.** Para evitar que llegara con demasiada hambre a las comidas principales, se pautaron varias comidas al día. Como se levantaba muy temprano, le añadimos dos medias mañanas a su dieta. Esto no solo la ayudó a mantener su nivel de energía, sino que también evitó los picos de hambre que la llevaban a comer en exceso.

♥ **Dieta equilibrada.** El plan incluía una dieta rica en frutas y verduras frescas, cereales integrales y proteínas bajas en grasa como pollo, pavo, pescados (tanto blancos como azules) y legumbres. Esto le proporcionó los nutrientes necesarios para el desarrollo del bebé, al mismo tiempo que ayudaba a controlar su peso.

♥ **Antojos y picoteos saludables.** Le aconsejamos tomar frutas frescas o yogur natural con una pequeña porción de frutos secos. Estas alternativas eran saludables además de satisfacer su deseo de algo dulce. No fue fácil al principio, pero logró cambiar ese hábito.

Gracias a estas intervenciones a tiempo, logramos frenar el rápido aumento de peso de Gema y que ganase solo los kilos necesarios para un embarazo saludable. Vio resultados en la báscula, pero también en su estado de ánimo y, por supuesto, en la salud de ella y su bebé. Cada vez se sentía mejor y, afortunadamente, el parto fue bien. Este es uno de los casos que más satisfacción nos causó a todo el equipo de la consulta, porque, además, pudimos ayudarla a cambiar su forma de alimentarse y su relación con la comida de manera que fuera sostenible.

LOS NIÑOS CRECEN: CLAVES DE UNA DIETA INFANTIL COMPLETA

Que nuestros hijos coman bien es algo que suele preocuparnos (y desesperarnos) mucho. Básicamente por un motivo: en la infancia, la nutrición desempeña un papel básico en el desarrollo. Los niños necesitan una dieta completa que les proporcione la energía y los nutrientes esenciales para crecer fuertes y saludables. ¿Cómo debemos enfocar su alimentación? Apostando por la variedad y el equilibrio, y también por limitar ciertos excesos y alimentos procesados que son especialmente perjudiciales. Bueno, y con muchísima paciencia. Tocaremos temas algo peliagudos, como los menús infantiles en los restaurantes o la comida como castigo o recompensa, les daremos la importancia que siempre merecen a los desayunos y, además, trabajaremos para que nuestros hijos tengan una relación positiva con la alimentación.

Antes de darte algunas pautas claras que puedes seguir desde ya, me gustaría contarte algo que viví con mi hijo y que refleja lo complicado que puede ser gestionar la alimentación infantil.

Mi propio caso
Cuando pasan del amor al odio por las verduras

Mi hijo, desde bien pequeño, solía comer verduras sin ningún problema en casa. Le gustaban y no solía rechazar ningún plato que las contuviera. No eran pocas las madres que me decían que tenía suerte y que ellas ya no sabían cómo lograr que los suyos comiesen verduras... Sin embargo, un día, en el colegio, le sirvieron un puré de puerros mal triturado. Mi hijo, cuando llegó a casa, me dijo: «He comido un puré lleno de pelos y he vomitado». Supe que aquello no eran pelos, sino las hebras del puerro, pero, desde ese día, todo cambió. Cualquier cosa que sospechara que tenía verduras la rechazaba automáticamente. Incluso si solo olía o veía algo que le parecía que podía contenerlas, le daban arcadas. Intenté ofrecerle diferentes verduras, cocinadas de distintas maneras, pero con todas pasaba lo mismo: su aversión era total.

Esta experiencia fue la que me llevó a buscar soluciones creativas y de ahí surgieron muchas de las recetas que incluí en mi primer libro, *Adelgaza para siempre*. Empecé a camuflar las verduras en diferentes platos para que no se diera cuenta de que las estaba comiendo. Por ejemplo, preparaba tortilla de coliflor, espaguetis de calabacín (quitando toda la piel, porque parecía que tenía un radar para detectarla) y otras recetas en las que las verduras quedaban ocultas entre otros ingredientes. Con el tiempo, y a medida que fue creciendo, mi hijo volvió a comer verduras (¡menos mal!), aunque tengo que reconocer que aún hoy no están entre sus alimentos favoritos. Sin embargo, lo importante es que logré que las volviese a incluir en su dieta, y eso supuso una gran victoria para mí como madre. Pero mucho mayor para él, porque las verduras son indispensables en la dieta de cualquier niño.

Espero que mi caso te sirva de ejemplo para no desfallecer en tus buenos propósitos.

MIS PRINCIPALES RECOMENDACIONES

Debemos asegurarnos de que la dieta de los niños incluya una amplia gama de:

♥ **Frutas y verduras.** Al menos cinco porciones al día de frutas y verduras, incluyendo variedad de colores (verde, rojo, naranja, amarillo, púrpura), ya que cada color aporta diferentes nutrientes. Debemos priorizar siempre el consumo de frutas enteras en lugar de zumos. ¿No pueden tomarlos? Sí, claro que les podemos preparar un zumo de vez en cuando, pero que no vaya a sustituir su dosis de fruta entera.

Cuando las frutas se convierten en zumos, la mayor parte de la fibra se elimina y el azúcar natural presente en ellas se convierte en lo que se conoce como *azúcar libre*, similar al azúcar añadido que se encuentra en refrescos y otros dulces. Este tipo de azúcar se absorbe rápidamente en el cuerpo, lo que puede causar picos de glucosa en sangre y contribuir al aumento de peso y otras complicaciones metabólicas. Así que, para un nivel de energía estable y una buena digestión, mejor frutas enteras.

♥ **Proteínas de calidad.** Esto implica incluir proteínas de origen animal y vegetal en su dieta diaria. Algunas opciones saludables son pollo, pescado, huevos, legumbres (como garbanzos y lentejas) y frutos secos. El pescado graso, como el salmón, es especialmente beneficioso por su contenido de ácidos grasos omega 3, que son cruciales para el desarrollo cerebral. Sin embargo, hay que evitar el consumo de pescados con alto contenido en mercurio, como atún rojo, emperador, cazón y lucio.

♥ **Cereales integrales.** Hay que sustituir los productos refinados por cereales integrales, como arroz, avena, quinoa, pan y pasta de trigo entero. Estos alimentos ayudan a mantener estables los niveles de azúcar en la sangre y proporcionan energía duradera.

♥ **Lácteos.** Ya sabes que el calcio es el principal mineral involucrado en la formación y el fortalecimiento de los huesos y los dientes. Hay que asegurarse de que los niños consuman tres porciones de productos lácteos al día para obtener suficiente calcio. Esto puede incluir leche, yogur y queso. Además de calcio, los lácteos también proporcionan proteínas de alta calidad y otros nutrientes esenciales, como la vitamina B12.

♥ **Agua y bebidas saludables.** La hidratación es clave para mantener el funcionamiento óptimo del cuerpo, y los niños deben aprender la importancia de beber suficiente agua a lo largo del día en lugar de refrescos azucarados o bebidas deportivas.

Y, cómo no, la contrapartida. Esto es en lo que no deberíamos caer.

GESTIONAR EL AZÚCAR Y LAS GRASAS MALAS

Aunque es normal que los niños disfruten de los dulces, es importante que estos no sean la base de su dieta. Un *de vez en cuando* (comprendo que el *nunca* es difícil de lograr) ha de ser la norma que debemos seguir:

♥ **Azúcares añadidos.** Los riesgos son conocidos y os he hablado de ellos a lo largo del libro, pero no está de más recordar que un consumo elevado de azúcares añadidos está asociado con un mayor riesgo de desarrollar obesidad, diabetes tipo 2, caries dentales y problemas de comportamiento, como la hiperactividad. Por tanto:

  → Hay que limitar la cantidad de alimentos y bebidas como refrescos, zumos envasados, golosinas y pasteles.
  → Hay que optar por frutas frescas, que contienen azúcares naturales junto con fibra y otros nutrientes beneficiosos. También puedes ofrecer yogures naturales endulzados con frutas.

♥ **Grasas trans.** Se encuentran en muchos alimentos procesados y fritos.

  → Hay que evitar que los niños consuman productos que contengan aceites parcialmente hidrogenados, que son una fuente común de grasas trans.

→ Debemos optar por grasas saludables, como las que se encuentran en el aceite de oliva, aguacates, nueces y pescados grasos como el salmón y la trucha.

Adiós a la bollería y las galletas industriales... con un dulce casero

Una buena opción es que, de vez en cuando, prepares un dulce casero. Durante la pandemia, compartí en redes la receta de este bizcocho que hago en casa con mi hijo. Aquí os la dejo, porque suele gustar mucho.

Bizcocho de plátano y arándanos

Ingredientes (para un molde redondo de 20 cm de diámetro o uno rectangular de 25 x 10 cm, aproximadamente)

- ♥ 2 plátanos maduros
- ♥ 60 ml de aceite de oliva
- ♥ 2 huevos
- ♥ 60 ml de leche
- ♥ 250 g de harina integral
- ♥ 1 sobre de levadura química
- ♥ El zumo de 1 limón
- ♥ 100 g de dátiles deshuesados y picados
- ♥ 1 pizca de sal
- ♥ Un puñado de arándanos
- ♥ Pepitas de chocolate negro
- ♥ 1 cucharadita de canela

1. Machaca los plátanos (excepto dos tiras, que utilizarás para decorar). Añade los ingredientes líquidos y luego los sólidos, mezclando con una espátula. Finalmente, añade los arándanos, los dátiles picados y las pepitas de chocolate (que habrás pasado previamente por un poco de harina).

2. Vierte la mezcla en un molde forrado con papel de horno y pintado con un poco de aceite.

3. Hornea a 180 grados, con calor arriba y abajo, durante 45 minutos. Saca el bizcocho del molde y deja enfriar sobre una rejilla.

EL DESAYUNO, LA COMIDA INNEGOCIABLE

El desayuno es una de las comidas más importantes del día, especialmente para los niños. Un desayuno nutritivo ayuda a mantener niveles estables de glucosa en sangre y proporciona la energía necesaria para comenzar el día con vitalidad, favorece la concentración y mejora el rendimiento escolar. Además, ayuda a regular el apetito durante el día, reduciendo la tendencia a picar alimentos menos saludables entre comidas. Esto contribuye a un mejor control del peso y a la prevención de la obesidad infantil. Dicho esto, ¿qué debería incluir un desayuno completo y equilibrado?

- ♥ **Carbohidratos complejos.** Cereales integrales, pan integral o avena. Estos proporcionan energía duradera y evitan esos bajones que los dejan sin fuerza antes del mediodía.
- ♥ **Proteínas.** Alimentos como los huevos, el yogur, el queso o los frutos secos ayudan a mantener la saciedad y apoyan el crecimiento muscular.
- ♥ **Frutas.** Son esenciales, no solo por las vitaminas y minerales que aportan, sino también por la fibra, que es crucial para una buena digestión y para el cuidado de la microbiota. ¡No las dejes fuera de su desayuno!

LA MEDIA MAÑANA, UN REFUERZO SALUDABLE

Para aquellos niños a los que les cuesta tomar un desayuno completo al despertarse, la media mañana se convierte en una comida clave. Es importante que sea nutritiva y evite la bollería y otros alimentos ultraprocesados, que son altos en azúcares y grasas trans y bajos en nutrientes esenciales. Estas son algunas opciones:

- ♥ **Bocadillo integral.** Un pequeño sándwich de pan integral con queso fresco, jamón cocido o pechuga de pavo y aguacate es una opción nutritiva y equilibrada.
- ♥ **Palitos de vegetales con hummus.** Los palitos de zanahoria, pepino o apio acompañados de hummus son una opción deliciosa y rica en nutrientes.
- ♥ **Fruta fresca.** Una pieza de fruta como una manzana, plátano, pera o un puñado de uvas es una excelente opción. Las frutas son ricas en fibra y vitaminas.

- ♥ **Yogur natural.** El yogur, preferiblemente sin azúcares añadidos, es una buena fuente de calcio y proteínas. Podemos añadirle una pieza de fruta.
- ♥ **Frutos secos.** Un pequeño puñado de almendras, nueces o avellanas ofrece proteínas y grasas saludables, además de ser saciantes.
- ♥ **Queso o yogur natural con fruta.** Una porción de queso fresco o un yogur natural acompañado de frutas frescas, como fresas, arándanos o trozos de mango, es una opción deliciosa y rica en proteínas, calcio y vitaminas. Perfecto para mantenerse saciado y lleno de energía.

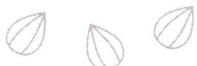

LA FALACIA DEL MENÚ INFANTIL

El menú infantil es, cada vez más, la opción predeterminada para niños en muchos restaurantes. Pero ¿realmente es la mejor opción para ellos? La respuesta es no. ¿Por qué?

- ♥ **Les falta variedad.** Los menús infantiles a menudo carecen de verduras frescas, frutas y granos integrales, ofreciendo en su lugar opciones repetitivas y desequilibradas.
- ♥ **Contienen altas dosis de grasas malas, aditivos, azúcares y sal.** Los frecuentes *nuggets* de pollo, hamburguesas y pastas con salsas cremosas suelen ser ricos en grasas saturadas y calorías vacías, lo que no contribuye a una dieta balanceada.
- ♥ **Promueven hábitos alimenticios poco saludables.** Al acostumbrar a los niños a comer solo estos alimentos, en su mayoría ultraprocesados, se les enseña a preferir alimentos menos nutritivos, lo que puede tener consecuencias a largo plazo en su salud.

Las llamadas *comidas de niños* tampoco deberían existir en casa. Una vez tuve una paciente que me sorprendió por su manera de comprender la alimentación infantil. Mientras repasábamos lo que comía durante la semana, llegamos al fin de semana y ella mencionó su dieta de viernes a domingo: «Los fines de semana tomo comidas de niños». Intrigada, le pregunté a qué se refería. Su respuesta fue reveladora. «*Nuggets, pizza,* hamburguesas... cosas así. Se nota que no tienes hijos», dijo con poco acierto. En ese momento, me di cuenta de que muchas familias están atrapadas en esta idea de que existen comidas de niños separadas de las comidas para adultos. Es hora de cambiar esta falsa creencia.

Si vamos de restaurante, seguro que puede haber la opción de un pollo a la plancha o un pescado sabroso acompañado de verduras, arroz o unas patatas asadas. Y en casa, lo mismo. Los niños pueden y deben comer los mismos alimentos que los adultos, adaptando las proporciones a sus necesidades calóricas y nutricionales.

Beneficios de que los niños coman lo mismo que los adultos

- ♥ **Se exponen a una mayor variedad de alimentos.** Los niños pueden probar una variedad de sabores y texturas que los ayudarán a desarrollar un sentido del gusto y una dieta más diversos.
- ♥ **Desarrollan mejores hábitos alimentarios.** Fomenta la idea de que todos los alimentos tienen valor.
- ♥ **Tienen una nutrición más completa.** Los niños reciben los mismos beneficios nutricionales que el resto de la familia, incluyendo una mayor ingesta de vitaminas, minerales y fibra.

PREDICAR CON EL EJEMPLO: EL ROL DE LA FAMILIA

Los niños aprenden observando y comparando el comportamiento de los adultos. Si deseamos que nuestros hijos adopten una dieta equilibrada y nutritiva, es esencial que nosotros mismos sigamos esos principios. Como padres, tenemos la responsabilidad de guiar a nuestros hijos hacia hábitos saludables.

Si en casa la dieta es rica en frutas, verduras, proteínas de calidad y cereales integrales, los niños estarán más inclinados a probar y disfrutar de estos alimentos. Por el contrario, si ven que nos inflamos de alimentos ultraprocesados y que tiramos siempre de productos preparados, es probable que desarrollen una preferencia por una dieta desequilibrada. Así que, si queremos que coman frutas y verduras, nosotros debemos comerlas. Si queremos que prefieran un bocadillo integral con una rica proteína en lugar de bollería industrial para desayunar, resulta fácil adivinar qué debemos comer nosotros. Y aquí te dejo otros *ejemplos* con los que predicar:

- ♥ **Leer las etiquetas.** Los padres que se toman el tiempo de leer las etiquetas de los alimentos y optan por productos más naturales y sin aditivos enseñan a sus hijos la importancia de ser conscientes de lo que consumen.
- ♥ **Cocinar juntos en casa.** Preparar comidas caseras con ingredientes frescos es una excelente manera de mostrar a los niños que los alimentos naturales pueden ser deliciosos y satisfactorios. Además, involucrarlos en la cocina les permite aprender a poner en valor lo que comen.
- ♥ **Limitar los ultraprocesados.** Si los padres optan por alternativas más saludables, los niños estarán más inclinados a seguir ese ejemplo. Esto también les ayudará a desarrollar un paladar que prefiera alimentos más naturales.

- **Hablar de la comida y normalizarla.** La forma en que los padres hablan y se comportan con respecto a la comida también influye. Si ellos ven que los adultos valoramos y disfrutamos la comida de forma equilibrada, sin obsesionarnos con las dietas o con alimentos prohibidos, desarrollarán una relación más saludable con esta.
- **Enseñar el valor de la nutrición desde su perspectiva.** En lugar de decirle a un niño «come verduras porque yo lo digo», habría que explicarle que las verduras son ricas en vitamina que los ayudan a crecer fuertes y a tener energía para jugar.
- **Dejarles elegir entre opciones saludables.** Permitir que los niños, cuando son un poco mayores (a los cuatro años, más o menos), tengan cierta autonomía en la elección de alimentos saludables puede ayudarlos a desarrollar un sentido del control y de la responsabilidad sobre su dieta. Esto no quiere decir que los niños deban comer a la carta en casa, como he visto en muchas ocasiones. Se come lo que el adulto decide, pero, si se le da a elegir, que todas las opciones sean nutricionalmente beneficiosas.
- **Propiciar un buen ambiente en la mesa.** Comer con tiempo y darles el tiempo necesario a ellos también es importante para que terminen sus platos. Presionarlos puede convertir el momento de comer en un suplicio.

NI UN PREMIO NI UN CASTIGO

La forma en que tratamos la comida en la crianza tiene un impacto significativo en cómo los niños desarrollan su relación con la alimentación. Es crucial que como padres evitemos utilizar la comida como una herramienta de premio o castigo. Este enfoque puede crear asociaciones poco saludables con la comida, asociaciones que podrían mantenerse hasta en la adultez. Es común escuchar frases como «Si te portas bien, te daré una chuche», o «Si terminas tus deberes, puedes comerte un helado». Tampoco podemos presentar ciertos alimentos como *prohibidos* por muy poco saludables que sean, como la comida precocinada, las gominolas o la bollería. Esto puede provocar el efecto contrario y hacer que terminen comiéndolos con mayor frecuencia, especialmente si ven que sus amigos sí los consumen. Aunque estas tácticas pueden parecer inofensivas, implican problemas a largo plazo. Estos son los principales riesgos de premiar con alimentos:

♥ **La asociación emocional con la comida.** Cuando la comida se utiliza como recompensa, los niños pueden empezar a ver ciertos alimentos, especialmente los menos saludables, como algo deseable o especial. Esto puede llevar a que, en el futuro, recurran a la comida como una fuente de consuelo o celebración, incluso cuando no tienen hambre, lo que puede contribuir a la alimentación emocional o a la obesidad. Es conveniente usar otras recompensas, como tiempo extra de juego, una actividad divertida o un elogio verbal. Estas alternativas refuerzan el buen comportamiento sin asociarlo con la comida.

♥ **Un desequilibrio en las preferencias alimentarias.** Premiar con dulces o comida rápida puede hacer que los niños valoren estos alimentos más que las opciones saludables, lo que podría llevar a una dieta desequilibrada.

De la misma manera, utilizar la comida como un castigo también puede ser perjudicial. Frases como «Si te portas mal, no iremos a por una hamburguesa», o «Como no te has terminado la comida, no tienes postre» pueden establecer una relación negativa con ciertos alimentos. Esto los lleva a:

♥ **Estigmatizar alimentos.** Prohibir o restringir ciertos alimentos como castigo puede hacer que los niños los deseen más cuando tienen la oportunidad de comerlos, lo que podría llevar a patrones de atracón o descontrol.

♥ **Establecer una relación negativa con la comida.** Castigar con comida puede hacer que los niños vean lo de alimentarse como algo relacionado con el comportamiento, en lugar de concebir los alimentos como una fuente de nutrición.

Cenas compartidas: el secreto para que nosotras recuperemos nuestro peso

Muchas mamás que llegan a la consulta me cuentan una historia que me resulta muy familiar: tienen niños pequeños y han ganado algo de peso después del embarazo y la lactancia. Luego, con el ajetreo que implica cuidar a los hijos, el peso extra no solo se queda, sino que aumenta. Es un patrón que veo una y otra vez: mamás agotadas que se esfuerzan al máximo por ofrecer cenas nutritivas a sus hijos, incluso verificando lo que han comido en la guardería o en el colegio para asegurarse de que su dieta sea perfecta. Pero ¿qué sucede después? Una vez que los pequeños están en la cama, ellas acaban comiendo cualquier cosa rápida y poco saludable, muchas veces después de haberse quedado dormidas intentando que ellos se duerman. Este escenario es más común de lo que imagináis y, aunque parece difícil librarse, hay un consejo sencillo que ha ayudado a muchas mamás a recuperar su peso: **sentarse a la mesa con ellos y cenar lo mismo.** Cenar lo mismo que tus hijos no solo te ahorra tiempo y esfuerzo, sino que también asegura que tú estés comiendo de manera equilibrada. Además, te brinda un momento de conexión familiar, reduce la ansiedad por la comida y te ayuda a evitar esos antojos nocturnos. Muchas mamás que han seguido este consejo han comenzado a bajar de peso sin hacer dietas complicadas, simplemente al unificar la cena familiar. Este cambio, aunque sencillo, tiene el potencial de transformar nuestra rutina diaria y ayudarnos a sentirnos mejor en todos los sentidos.

LA ADOLESCENCIA: UN ESTIRÓN EN TODOS LOS SENTIDOS

Desde la infancia, los hábitos alimentarios de los niños están principalmente determinados por lo que los adultos les ofrecen en casa, en la escuela y en otros entornos, como la casa de los abuelos. Sin embargo, con la llegada de la adolescencia, este patrón comienza a cambiar... mucho. Los adolescentes, al ganar mayor independencia, también adquieren, en muchos casos, la capacidad de tomar decisiones sobre su alimentación.

En cualquier caso, sus necesidades cambian, porque su cuerpo experimenta un crecimiento acelerado, tanto en términos de altura como de desarrollo muscular y óseo. Aumenta su masa muscular y su estatura y la grasa del cuerpo se distribuye de otra forma. Para sostener este rápido crecimiento, los adolescentes necesitan un mayor aporte calórico (saludable, que no vacío) en comparación con otras etapas de la vida. Aunque la regla general es esta, también es importante tener en cuenta que las necesidades calóricas pueden variar según factores como la edad exacta, el sexo, el nivel de actividad física y la tasa de crecimiento de cada adolescente.

MICRONUTRIENTES CLAVE PARA LOS JÓVENES

- ♥ **Calcio y vitamina D** para el desarrollo de huesos fuertes. El calcio se encuentra en productos lácteos, verduras de hoja verde y alimentos fortificados, mientras que la vitamina D, que es necesaria para la absorción del calcio, se puede obtener a través de la exposición al sol.
- ♥ **Hierro.** Es vital para la producción de hemoglobina, la proteína en los glóbulos rojos que transporta oxígeno a las células del cuerpo. Durante la adolescencia, las necesidades de hierro aumentan, especialmente en las chicas debido a la menstruación. Las fuentes de hierro incluyen carnes rojas, pollo, huevos (especialmente la yema), pescado, legumbres y vegetales de hoja verde como las espinacas o el brócoli. Es importante consumir hierro junto con fuentes de vitamina C para mejorar su absorción, por ejemplo, añadiendo a las lentejas un chorrito de vinagre.
- ♥ **Zinc.** Este mineral juega un papel importante en el crecimiento y el desarrollo del sistema inmunológico. Las fuentes de zinc incluyen carnes, mariscos, lácteos, nueces y legumbres.

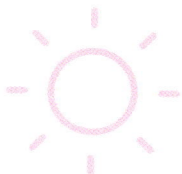

EL CONSUMO DE ALCOHOL

Que beban siendo adolescentes no solo es preocupante por los efectos en su desarrollo físico y mental, sino también por su impacto negativo en la nutrición. El alcohol aporta calorías vacías que pueden desplazar el consumo de alimentos nutritivos, lo que resulta en deficiencias nutricionales críticas durante un periodo de rápido crecimiento. Además, la bebida puede interferir con la absorción de las vitaminas del grupo B y el zinc, que son fundamentales para la función cognitiva y el desarrollo físico. Otro motivo más para dejar de lado el alcohol: también está relacionado con un desequilibrio en los niveles de azúcar en la sangre, lo que puede aumentar el riesgo de desarrollar problemas metabólicos y de peso.

Alerta:
¿y si ya no come como antes?

Sé que la relación entre padres e hijos durante la adolescencia no siempre es fácil, pero nos siguen necesitando. Los adultos debemos ayudarlos a que desarrollen una conciencia crítica sobre lo que se muestra en redes sociales y estar especialmente atentos a cambios bruscos en su forma de alimentarse. Las redes sociales a menudo muestran cuerpos que han sido retocados o filtrados, creando estándares de belleza difíciles de alcanzar. Esto puede motivar prácticas alimentarias no saludables. Otra razón más para que al menos una de las comidas al día sea en familia.

EL PLATO DE HARVARD: EL MÉTODO IDEAL

Seguro que habéis oído hablar de esta propuesta nutricional. El plato de Harvard es una guía visual creada por expertos en nutrición de la Escuela de Salud Pública de Harvard para ayudar a las personas a construir comidas saludables y completas. Este método divide el plato en secciones que representan los diferentes grupos de alimentos necesarios para una dieta equilibrada:

½ plato se debe llenar con frutas y verduras, que son ricas en vitaminas, minerales y fibra.

¼ del plato se destina a las proteínas saludables, como carnes magras, pescados, legumbres y nueces.

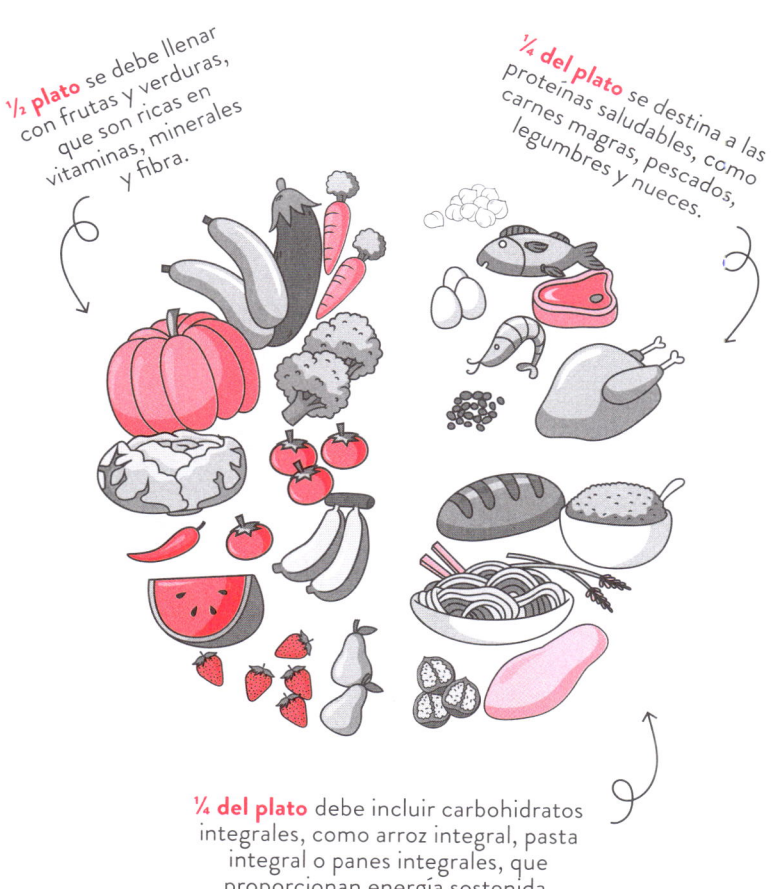

¼ del plato debe incluir carbohidratos integrales, como arroz integral, pasta integral o panes integrales, que proporcionan energía sostenida.

Se recomienda acompañar la comida con agua y utilizar aceites de oliva en las preparaciones. ¿Por qué es una buena idea para los adolescentes? Porque ofrece una manera sencilla y efectiva de aprender a equilibrar sus comidas de manera muy visual, algo crucial en una etapa de crecimiento rápido y desarrollo. Este es el enfoque:

- ♥ **Promueve una nutrición completa.** Ayuda a asegurarnos de que obtengan una variedad de nutrientes esenciales, evitando que se concentren en solo un grupo de alimentos.
- ♥ **Fomenta buenos hábitos alimentarios.** Les enseña a pensar en cada comida como una oportunidad para nutrir su cuerpo, lo que puede ayudarlos a establecer hábitos alimentarios saludables que perduren toda su vida.
- ♥ **Es fácil de seguir.** La representación visual facilita que comprendan y apliquen los principios de una alimentación equilibrada, sin la necesidad de contar calorías o preocuparse por porciones exactas.
- ♥ **Se adapta a diferentes preferencias alimentarias.** El plato de Harvard es flexible y puede ajustarse a distintas dietas y preferencias, permitiendo que los adolescentes personalicen sus comidas mientras siguen manteniendo un equilibrio nutricional.

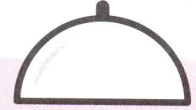

MENÚ DIARIO PARA ADOLESCENTES

DESAYUNO NUTRITIVO

Opción 1

- Yogur griego natural: rico en proteínas que ayudan a mantener la saciedad.
- Frutas frescas: como fresas, arándanos o plátano, que aportan fibra, vitaminas y antioxidantes.
- Frutos secos: un puñado de almendras o nueces añade grasas saludables y un extra de proteínas.

Opción 2

- Avena: un carbohidrato complejo que proporciona energía sostenida y es rico en fibra.
- Leche o bebida vegetal: para cocinar la avena, añadiendo calcio y proteínas.
- Frutos secos y semillas: como nueces, almendras, chía o linaza, que aportan grasas saludables y antioxidantes.

Opción 3

- ♥ Tostada de pan integral: fuente de carbohidratos complejos y fibra.
- ♥ Aguacate: rico en grasas saludables, especialmente ácido oleico, bueno para el corazón.
- ♥ Pechuga de pavo, huevo poché o revuelto: proporcionan proteínas de alta calidad, además de vitaminas y minerales esenciales.

COMIDAS Y CENAS EQUILIBRADAS

Opción 1

- ♥ ½ plato: ensalada de espinacas con tomates cherry, pepino, zanahoria rallada.
- ♥ ¼ del plato: pechuga de pollo a la plancha.
- ♥ ¼ del plato: quinoa.

Opción 2

- ♥ ½ plato: ensalada de colores con lechuga, zanahoria, remolacha, pimientos.
- ♥ ¼ del plato: pescado al horno, como salmón o merluza.
- ♥ ¼ del plato: boniato asado.

Opción 3

- ♥ ½ plato: verduras asadas como zanahorias, pimientos, calabacín.
- ♥ ¼ del plato: estofado de lentejas con pollo.
- ♥ ¼ del plato: arroz integral.

Opción 4

- ♥ ½ plato: salsa de tomate casera con cebolla, ajo, zanahoria, pimientos y espinacas y verduras al vapor.
- ♥ ¼ del plato: carne picada magra.
- ♥ ¼ del plato: pasta integral.

TENTEMPIÉS SALUDABLES

Opción 1

- ♥ Frutas como manzanas, peras o uvas: son fáciles de llevar y proporcionan vitaminas, fibra y energía rápida sin azúcares añadidos.
- ♥ Queso de tu preferencia.

 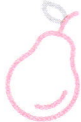

Opción 2

- ♥ Un puñado de frutos secos, como almendras, nueces o avellanas, que son ricas en grasas saludables, proteínas y antioxidantes.

Opción 3

- ♥ Hummus: una fuente de proteínas y fibra, hecho a base de garbanzos.
- ♥ Palitos de zanahoria y pepino: crujientes y frescos, son una excelente manera de aumentar la ingesta de verduras.

❤ Batido de leche o bebida vegetal con plátano, fresas, una cucharada de avena y una cucharada de proteína en polvo: ideal después de haber hecho deporte, porque aporta proteínas y carbohidratos.

BEBIDAS Y POSTRE

❤ Agua e infusiones.
❤ Fruta fresca de temporada, como una manzana, una naranja, un puñado de frutos rojos o un yogur.

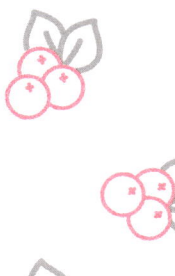

El caso de Carlos
Cuando se heredan malos hábitos

Carlos, un adolescente de catorce años, estaba ganando peso. Aunque la comida rápida y los tentempiés procesados eran la norma en su casa, el problema iba más allá. Su madre, en plena menopausia y con algo de sobrepeso, justificaba los malos hábitos alimentarios diciendo: «En esta etapa, es imposible que los chavales hagan dieta». Su padre también vivía despreocupado por su peso desde hacía años. Para complicar aún más las cosas, Carlos tenía un hermano menor, delgado como un fideo, que comía lo que quería sin consecuencias.

Los padres comenzaron a alarmarse cuando vieron que Carlos se encerraba cada vez más en sí mismo. Había dejado de hacer deporte, una actividad de la que antes disfrutaba, y pasaba la mayor parte de su tiempo libre enganchado a los videojuegos. Esta falta de actividad física, combinada con una dieta rica en calorías vacías, estaba afectando no solo a su peso, sino también a su autoestima. Además, aún no había dado el estirón, lo que le generaba un gran complejo.

Carlos vivía en un hogar donde los malos hábitos alimentarios eran la norma y, además, veía cómo su hermano menor podía comer cualquier cosa sin subir de peso, lo que reforzaba la idea de que la comida basura no era un problema. Cuando llegó a la consulta con su madre, quedó claro que el problema no era suyo, sino de toda la familia. Si se quería lograr un cambio real y duradero, todos en casa debían involucrarse. La estrategia que pusimos a toda la familia fue la siguiente:

❤ **Cambios en la despensa.** Se eliminaron los tentempiés ultra-procesados y se llenó la cocina de frutas frescas, verduras, cereales integrales y proteínas magras. La idea era que no hubiera tentaciones en casa, para que todos tuvieran opciones saludables a su alcance.

- ♥ **Comidas en familia.** Se propuso que las comidas se hicieran en familia, con todos sentados a la mesa, disfrutando de platos caseros y equilibrados. Además, Carlos y su hermano comenzaron a involucrarse en la preparación de las comidas, lo que también fortaleció los lazos familiares.
- ♥ **Horarios de comida organizados.** Para evitar que Carlos llegara con demasiada hambre a las comidas principales, se estructuraron varias comidas a lo largo del día. De esta manera, se mantuvo su energía estable y se redujo su ansiedad por la comida.
- ♥ **Menos tiempo frente a las pantallas.** Se limitó el tiempo que Carlos pasaba jugando videojuegos, sustituyéndolo por actividades al aire libre. Esto ayudó a Carlos a mantenerse activo y mejoró su estado de ánimo y su rendimiento escolar.
- ♥ **Actividad física en familia.** Se incentivó a la familia a realizar actividad física regular, ya fuera caminando juntos, practicando algún deporte o haciendo ejercicio en casa. No se trataba solo de que Carlos hiciera deporte, sino de que todos adoptaran un estilo de vida más activo.
- ♥ **Gestión del estrés y la menopausia.** Se trabajó con la madre de Carlos para que comprendiera que, aunque la menopausia puede dificultar la pérdida de peso, no la hace imposible. Con un plan alimenticio adecuado y un enfoque en el bienestar general, ella también empezó a ver resultados positivos, lo que la motivó aún más.

Poco a poco, Carlos comenzó a sentirse mejor consigo mismo. No solo frenó el aumento de peso, sino que también ganó confianza y energía. Su madre, al ver los resultados en ella misma y en sus hijos, dejó de lado las excusas y comenzó a tomarse en serio su salud. Incluso su hermano menor, el delgado de la familia, empezó a disfrutar de las comidas saludables y a participar en las actividades familiares. El padre de Carlos, que al principio estaba un poco escéptico, también comenzó a perder peso y a sentirse mejor.

La historia de Carlos y su familia es un recordatorio de que, cuando se trata de mejorar la salud y el bienestar, el cambio no puede ser individual. Involucrar a toda la familia es clave para crear un entorno en el que todos puedan prosperar. Al final, Carlos no solo cambió su relación con la comida, sino que toda su familia encontró un nuevo equilibrio, demostrando que, con apoyo y compromiso, es posible lograr cambios significativos.

LA MENOPAUSIA: ¡COMAMOS COMO LEONAS!

Si estás en esta fase, no hace falta que te cuente qué es la menopausia. Si no es así, debes saber que es el gran cambio que viven las mujeres entre los 45 y los 55 años, y que viene marcado por la disminución en la producción de estrógenos. Estas hormonas, esenciales en muchas funciones corporales, al reducirse, provocan diversos efectos, especialmente en cómo se distribuye la grasa corporal, en la salud de los huesos y en el rendimiento del sistema cardiovascular. Sí, es una etapa natural, un proceso biológico que resulta inevitable, pero hay muchísimas cosas que podemos hacer para transitarlo de la mejor manera posible.

¿QUÉ ESTÁ PASANDO EN MI CUERPO?

Antes de centrarme en la alimentación y en por qué deberíamos comer como leonas (parece broma, pero no lo es... del todo), aquí va un pequeño resumen de los cambios hormonales y sus efectos en el cuerpo:

- ♥ **La grasa se va al abdomen.** Con la disminución de estrógenos, muchas mujeres notan un cambio en la forma en que su cuerpo almacena grasa. Durante la edad reproductiva, los estrógenos favorecen la acumulación de grasa en caderas y muslos. Sin embargo, al bajar los niveles de esta hormona, la grasa tiende a redistribuirse hacia el abdomen, lo que aumenta el riesgo de desarrollar obesidad visceral, una condición asociada con un mayor riesgo de enfermedades metabólicas y cardiacas.

- ♥ **Mayor riesgo de osteoporosis.** Los estrógenos tienen mucho que ver con el mantenimiento de la densidad ósea. Durante la menopausia, la reducción de estrógenos acelera la pérdida de masa ósea, lo que puede aumentar el riesgo de osteoporosis y fracturas. Este es un aspecto que no debe pasarse por alto, ya que los huesos se vuelven más frágiles y susceptibles a fracturas incluso con caídas leves.

- ♥ **Más riesgos para nuestro corazón.** Los estrógenos también tienen un efecto protector sobre el corazón y los vasos sanguíneos. Con su disminución, el riesgo de desarrollar enfermedades cardiovasculares, como hipertensión, aterosclerosis y enfermedad coronaria, aumenta. Esto se debe a los cambios adversos en los niveles de colesterol y a la alteración de la función vascular, lo que puede llevar a una mayor rigidez arterial y a una reducción en la capacidad de las arterias para dilatarse adecuadamente.

- ♥ **El metabolismo se ralentiza y perdemos masa muscular.** A medida que envejecemos, y particularmente durante la menopausia, el metabolismo basal (la cantidad de calorías que el cuerpo quema en reposo, recuerda) tiende a disminuir. Esto significa que es más fácil ganar peso, incluso sin aumentar la ingesta calórica. Este cambio está relacionado tanto con la pérdida de masa muscular, un tejido altamente metabólico, como con los cambios hormonales.

Sin embargo, es crucial entender que estar en la menopausia no significa que no se pueda bajar de peso. En mi consulta, veo cada día a mujeres que logran perder kilos de manera saludable manteniendo su masa muscular, que es lo más importante.

Una frase que me gusta mucho y que suelo decir a estas pacientes para motivarlas es: «Dejemos de comer como vacas y comamos como leonas». Muchas mujeres no entienden por qué ganan peso si no están comiendo grasas, cuando en realidad, su cuerpo sigue almacenando grasa. Es cierto que con la menopausia la masa muscular disminuye y, con ella, el metabolismo basal, lo que hace que se gaste menos a lo largo del día. Pero no debemos olvidar que la grasa que tenemos almacenada en nuestro cuerpo no solo proviene de la que ingerimos, sino también de la que producimos cuando generamos picos de insulina. En el capítulo sobre la pérdida de peso te lo explicaba con más detalle, y es que no quiero que se te olvide que la dieta de control de insulina es la más adecuada. Adelgazar no consiste solo en perder peso, sino en hacerlo bien.

Siempre les digo a mis pacientes que al perder peso pueden decirnos dos cosas: «Oye, ¿qué has hecho?» o «¿Qué te ha pasado?». La primera pregunta encierra un «Te veo fenomenal y quiero hacer lo mismo que tú», mientras que la segunda es un «No te veo bien, ¿estás enferma?». Si te ven tan bien es porque ha habido una pérdida de grasa. Si no es así, es porque ha habido una pérdida de masa muscular. Por eso, el objetivo no es solo perder peso, sino mantener y proteger nuestra masa muscular. Hay que estar fuertes. Para ello, te propongo este trío infalible:

1. **Una reducción moderada de las calorías.** Es importante ajustar la ingesta calórica para evitar el aumento de peso, pero sin reducirla de manera drástica. Es eficaz reducir las calorías vacías provenientes de azúcares añadidos, alimentos ultraprocesados y bebidas azucaradas, mientras se priorizan alimentos ricos en nutrientes.

2. **Un aumento de la actividad física.** Además de ajustar la ingesta calórica, aumentar la actividad física, especialmente los ejercicios de fuerza, puede ayudar a mantener la masa muscular y aumentar el gasto calórico.

3. **Atender a la composición de los alimentos y priorizar:**

   → **Las proteínas magras,** como las de pollo, pavo, pescado y legumbres, ayudan a mantener la masa muscular y a aumentar ligeramente el metabolismo, gracias a su efecto termogénico.

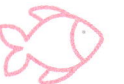  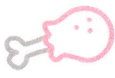

   → **Los hidratos de carbono complejos,** como los granos integrales y las verduras, proporcionan energía sostenida y ayudan a mantener estables los niveles de glucosa e insulina, lo cual es vital para evitar el aumento de peso y reducir el riesgo de diabetes tipo 2.

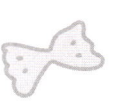 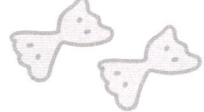

   → **Las grasas saludables,** como las que se encuentran en el aceite de oliva, frutos secos y pescados grasos, que también ayudan a mantener la saciedad, facilitando el control del apetito. Estas grasas también promueven la absorción de vitaminas esenciales para la salud ósea y el bienestar general.

Al enfocar la dieta en estos macronutrientes, se puede evitar la acumulación de grasa visceral y mantener un estado de salud óptimo durante la menopausia. Pero si tu reto es perder kilos porque el sobrepeso es significativo, te sugiero que subrayes el capítulo de pérdida de peso y utilices el menú propuesto.

OTRAS PREOCUPACIONES MÁS ALLÁ DE LOS KILOS

HUESOS Y CORAZÓN

Con la llegada de la menopausia, es vital asegurar una ingesta adecuada de calcio a través de la dieta para mantener la densidad ósea. Además, te recuerdo la importancia de la vitamina D, que facilita la absorción de calcio en el intestino y ayuda a mantener niveles adecuados de calcio y fosfato en la sangre, necesarios para la mineralización ósea. Sin suficiente vitamina D, el cuerpo no puede absorber correctamente el calcio, lo que puede llevar a huesos frágiles y un mayor riesgo de fracturas. La vitamina D también juega un papel en la función muscular, lo que ayuda a prevenir caídas.

Si quieres repasar las fuentes de vitamina D y calcio, consulta las tablas del capítulo 1 (páginas 43 y 48). Y, por aquí, te dejo una lista con los mejores alimentos para el corazón.

Alimentos beneficiosos para el corazón

♥ **Frutas y verduras de todo tipo.** Bajas en calorías y ricas en vitaminas, minerales y antioxidantes, protegen contra el daño celular y la inflamación. Además, aportan fibra soluble, que ayuda a reducir el colesterol LDL.

- ♥ **Frutas y verduras con potasio.** Como plátanos, naranjas, espinacas, batatas y tomates. Ayudan a regular la presión arterial, contrarrestando los efectos del sodio.
- ♥ **Granos integrales.** Ricos en fibra soluble e insoluble, mejoran la salud digestiva y ayudan a mantener niveles saludables de colesterol. Algunos ejemplos son avena, arroz integral, quinoa y cebada.
- ♥ **Bayas y cítricos.** Arándanos, frambuesas, fresas, naranjas y pomelos. Protegen contra el daño oxidativo y reducen la inflamación, lo que es clave en la prevención de enfermedades cardíacas.
- ♥ **Té verde.** Rico en catequinas, mejora la función vascular y reduce el colesterol.

EL COLESTEROL Y LA PRESIÓN ARTERIAL

Con la menopausia, la salud cardiovascular adquiere una importancia aún mayor, ya que la disminución de los niveles de estrógenos puede aumentar el riesgo de enfermedades cardiacas. Adoptar hábitos alimentarios saludables es crucial para mantener un corazón fuerte y prevenir problemas como la hipertensión, el colesterol alto y la aterosclerosis. Es muy común que mujeres con analíticas perfectas en etapas anteriores empiecen a verlas alteradas, apareciendo colesterol alto y triglicéridos.

Para prevenirlo, lo mejor es reducir las grasas saturadas y trans y aumentar la ingesta de grasas insaturadas. Si se te ha olvidado cuál es cada una, lo tienes todo bien explicado en el primer capítulo, en el bloque dedicado a las grasas (página 34).

CONTROLAR LOS SÍNTOMAS DE LA MENOPAUSIA DESDE LA DESPENSA

La menopausia viene acompañada de una variedad de síntomas incómodos, como sofocos, sequedad en la piel y las mucosas y cambios en el estado de ánimo. Aunque la intensidad y frecuencia de estos síntomas pueden variar, una dieta adecuada ayuda a mitigarlos.

CONTRA LOS SOFOCOS, FITOESTRÓGENOS

Los fitoestrógenos son compuestos naturales que se encuentran en ciertos alimentos y que imitan los efectos del estrógeno en el cuerpo. Durante la menopausia, cuando los niveles de estrógeno disminuyen, estos compuestos pueden ayudar a aliviar algunos síntomas, como los sofocos.

La soja es una rica fuente de isoflavonas, un tipo de fitoestrógeno. Alimentos derivados de ella, como el tofu, el *tempeh*, la leche de soja y el miso contienen concentraciones significativas de esta sustancia. Algunos estudios sugieren que las mujeres que consumen dietas ricas en soja experimentan menos sofocos y otros síntomas menopáusicos que aquellas que no lo hacen. En cambio, es importante tener en cuenta que la evidencia científica no es concluyente y los efectos pueden variar de una persona a otra.

Además, hay que tener algunas precauciones. Las mujeres con antecedentes de cáncer hormonodependiente, como el cáncer de mama, deberían evitar el consumo de suplementos de soja o isoflavonas, ya que podrían aumentar el riesgo de recurrencia del cáncer. Además, las mujeres con problemas de tiroides, especialmente aquellas que toman levotiroxina para el hipotiroidismo, deben tener precaución, ya que los productos de soja pueden interferir con la absorción de este medicamento si se consumen juntos.

CONTRA LA SEQUEDAD, HIDRATACIÓN

La menopausia puede llevar a una disminución en la producción de colágeno, lo que contribuye a la sequedad de la piel y las mucosas. Mantenerse bien hidratada es crucial para combatir esta sequedad.

Beber suficiente agua a lo largo del día ayuda a mantener la piel más hidratada y flexible. Además del agua, se pueden consumir infusiones herbales (sin cafeína) y caldos claros. Evita las bebidas azucaradas y con cafeína, ya que pueden empeorar los síntomas.

CONTRA EL DESÁNIMO Y LA ANSIEDAD, OMEGA 3, MAGNESIO Y TRIPTÓFANO

Es común que surjan sentimientos de estrés, ansiedad, irritabilidad o incluso depresión debido a las fluctuaciones hormonales. La nutrición desempeña un papel crucial en el apoyo al bienestar mental y emocional durante este tiempo, proporcionando los nutrientes necesarios para mantener un equilibrio saludable.

Lo más recomendable es tomar alimentos ricos en ácidos grasos omega 3, magnesio y triptófano. Sobre este último, recuerda que se encuentra en alimentos ricos en proteínas, como carnes magras, huevos, nueces y legumbres. Sin embargo, es importante tener precaución con los suplementos de triptófano si se están tomando antidepresivos o ansiolíticos, ya que pueden interferir con estos medicamentos. En algunas ocasiones, un suplemento de melatonina puede ser útil para dormir a placer.

Y no hay que olvidarse de mantener a raya los niveles de glucosa, porque, si se descontrolan, pueden tener un impacto directo en el estado de ánimo, causando irritabilidad, ansiedad y fatiga. Para evitar estos picos de glucosa es esencial seguir una dieta rica en fibra y baja en azúcares refinados y carbohidratos simples. Los hidratos de carbono complejos, como los que se encuentran en granos integrales, legumbres y verduras, que se digieren más lentamente, proporcionan una liberación gradual de glucosa y ayudan a mantener los niveles de energía y el estado de ánimo estables. Además, combinar hidratos de carbono con proteínas y grasas saludables en cada comida nos ayuda a estabilizar el azúcar en la sangre, prolongando la sensación de saciedad y reduciendo el riesgo de cambios de humor relacionados con la nutrición. Por todo esto la dieta de control de insulina es la que mejor funciona en esta etapa de la vida de las mujeres.

UNA AYUDA EXTRA: HACERSE AMIGA DE LAS PESAS

¿Recuerdas lo de comer como leonas y no como vacas? Con la práctica del ejercicio durante la menopausia sucede algo similar. En esta etapa nos conviene más levantar pesas, mancuernas o similares que echar toda la sesión de gimnasio en la elíptica. El ejercicio de fuerza nos ayuda a preservar la masa muscular y la salud ósea, cosa especialmente relevante en esta etapa vital.

El caso de Elena
Un presente y un futuro angustiosos

Elena, de cincuenta años, llegó a la consulta con una mezcla de frustración y desesperanza. «Esta es mi última oportunidad para bajar de peso», me dijo, convencida de que nada le funcionaría ya. Desde que no tenía la regla, había notado un aumento significativo de grasa en la cintura, dormía mal, sufría sofocos constantes y sus cambios de humor eran extremos. Para colmo, en su casa la situación era una bomba a punto de estallar. «Madre menopáusica con hijos adolescentes», repetía como si fuera una sentencia. Y, en parte, lo es. Ahora muchas mujeres se enfrentan a este doble desafío, algo que no ocurría cuando se tenían los hijos a edades más tempranas, y añade una presión extra a una etapa ya de por sí complicada.

Al revisar su alimentación, el panorama se aclaró. Su dieta, basada principalmente en frutas y verduras, parecía sana, pero presentaba serios desequilibrios. Desayunaba un café con leche y dos galletas, a media mañana solo una fruta y almorzaba una ensalada con algo de atún o huevo. Evitaba el arroz, la pasta y las legumbres, pues creía que engordaban mucho. Por la tarde, sucumbía a un café con algo dulce y por la noche optaba por cenas ligeras, como frutas o ensaladas enormes, casi sin proteína. Le encantaban las cremas y su favorita, la de calabaza, nunca faltaba en su nevera. Lo que no sabía Elena era que, al ser una verdura con alta carga glucémica, no era la mejor opción para tomar sola si se quiere evitar los picos de insulina.

Elena no entendía por qué, a pesar de comer «tan poco», seguía acumulando grasa, especialmente en el abdomen, y su colesterol estaba disparado. Le expliqué que su alimentación, lejos de ser equilibrada, estaba llena de picos de insulina, lo que favorecía la lipogénesis, es decir, la conversión de los carbohidratos en grasa. Además, su cuerpo, con la menopausia, ya no respondía de la misma manera a la alimentación. La falta de proteínas en su dieta impedía la conservación de masa muscular, lo que ralentizaba aún más su metabolismo y contribuía al aumento de grasa.

Para solucionarlo, comenzamos a trabajar en una dieta más equilibrada, rica en proteínas magras, carbohidratos complejos y grasas saludables, mientras reducíamos los alimentos que inducen picos de insulina. También introdujimos ejercicios de fuerza dos veces por semana para ayudar a mantener su masa muscular y mejorar su metabolismo. Además, hicimos hincapié en reducir la inflamación, un factor clave en la menopausia.

Elena se sorprendió al ver que, con estos cambios, no solo comenzó a perder peso, sino que también empezó a dormir mejor, sus sofocos disminuyeron y sus niveles de energía aumentaron. La clave fue entender que su cuerpo estaba pasando por un cambio importante y que necesitaba un enfoque diferente, más adaptado a su nueva realidad hormonal. Con paciencia y constancia, Elena logró bajar de peso y encontró un equilibrio en su vida familiar, manejando mejor el estrés de la menopausia y la adolescencia de sus hijos. Porque sí, es posible sentirse bien en esta etapa, pero requiere de un cambio de mentalidad y, sobre todo, de hábitos.

A medida que transitamos la menopausia y los años posteriores, es crucial adoptar estrategias dietéticas que no solo mejoren la calidad de vida en el presente, sino que también promuevan la longevidad y el bienestar a largo plazo. Dos enfoques esenciales para lograrlo son la dieta antiinflamatoria y el consumo de alimentos ricos en antioxidantes, ambos fundamentales para combatir la inflamación crónica y el envejecimiento prematuro. Te invito a que vuelvas a los capítulos sobre la inflamación y el estrés para saber hasta qué punto te puede beneficiar.

En nutrición, no solo es que (casi) todo esté relacionado: es que nuestra salud presente y futura van siempre de la mano.

AGRADECIMIENTOS

A **Daniel,** porque a tus dieciséis años sigues sorprendiéndome con tu curiosidad y tu forma de ver el mundo. Verte crecer y convertirte en la persona que eres me llena de felicidad.

A **mi hermana,** por estar ahí para protegerme y por abrirme siempre el camino, incluso cuando yo no me doy cuenta.

A **mis padres,** que ya no leerán este libro, pero sé que les hará ilusión ponerlo junto con los anteriores.

A mi equipo: **Belén, Esperanza, Gema, Marta, Alejandra** y **Miguel,** por su dedicación y pasión, que han hecho posible este proyecto.

A **mis pacientes,** de quienes aprendo cada día. Gracias por vuestra confianza.

A todos **aquellos que comprasteis mis libros anteriores,** que me seguís en la radio y leéis mis artículos. Sin vosotros todo este esfuerzo no habría valido la pena.

A mis amigas, a quienes nunca veo tanto como me gustaría: **Ana, Yvette, Natalia, Lucía, Sara, Mara, Eva** y **Yolanda.** ¡Tenemos que vernos más!

A **Ángeles Aguilera,** editora y amiga, por confiar en mí una vez más para escribir otro libro.

A **Carmen Fernández Aguilar,** por esas horas compartidas entre risas y trabajo. Sin ti, este proyecto no habría sido posible.

A **Fátima Santana,** por ser mi ángel de la guarda durante la promoción y más allá.

Todos los domingos, desde hace diez años (¡qué locura!), colaboro en el programa *A vivir que son dos días* de la Cadena SER. Quiero dar las gracias a **Javier del Pino y a todo el equipo** por hacer que los domingos sean mucho más llevaderos y estén llenos de risas. ¡Es un placer compartir estos buenos momentos con vosotros cada semana!

A **Isabel Bolaños,** por compartir conmigo el viaje de *¿Cómo comes?*

Ahora que has recorrido cada página, puedes dar **el siguiente paso en tu propio camino de bienestar.** Escanea este código QR con tu comprobante de compra y accede a **tu reto de 21 días,** donde podrás trabajar en las áreas que más necesites, como la digestión, el metabolismo, la inflamación o los hábitos alimenticios, con un plan diseñado especialmente para ti.

¡Da el primer paso hacia una vida más saludable y equilibrada!

BIBLIOGRAFÍA

Agustín Layunta, F., García Abad, M. J., Morales Marina, M. L., *Probióticos, prebióticos y simbióticos. Aplicaciones por patologías,* Ediciones I, Madrid, 2017.

Alard, J., Peucelle, V., Boutillier, D., *et al.,* «*Probiotic strains with a high potential for inflammatory bowel disease management identified by combining in vitro and in vivo approaches*», *Benefitial Microbes,* 2018, 9 (2), 317-331.

Basu, S., McKee, M., Galea, G., Stuckler, D., «Relationship of soft drink consumption to global overweight, obesity, and diabetes: a cross-national analysis of 75 countries», *American Journal of Public Health,* 2013 Nov; 103 (11): 2071-2077.

Brandt, L.J., «Fecal Transplantation for the Treatment of *Clostridium difficile* Infection», *Gastroenterology and Hepatology,* (NY) 2012, Mar; 8 (3): 191-194.

Byun, J., Lee, S., Jang, J. J., «Obesity and cancer: Mechanistic insights from liver cancer», *Nature Reviews Cancer,* 23(6), 234-245. En línea en: <https://doi.org/10.1038/s41571-023-00761-4>

—, «Considering the Link Between Microbiota Health and COVID-19 Severity», *Nature.* En línea en: <https://www.nature.com/articles/d44151-022-00012-w>

Domínguez-Bello, M. G., de Jesús-Laboy, K. M., Shen, N., *et al.,* «Partial restoration of the microbiota of cesarean-born infants via vaginal microbial transfer», *Nature Medicine,* 2016, Mar; 22 (3): 250-253.

Drouault-Holowacz, S., Foligné, B., Dennin, V., *et al.,* «Anti-inflammatory potential of the probiotic dietary supplement Lactibiane Tolérance: in vitro and in vivo considerations», *Clinical Nutrition,* 2006; 25 (6): 994-1003.

Gong, E. J., Yun, S. C., Jung, H. Y., *et al.,* «Meta-analysis of first-line triple therapy for *Helicobacter pylori* eradication in Korea: is it time to change?», *Journal of Korean Medical Science,* 2014 May; 29 (5): 704-713.

Grigoryan, L., Haaijer-Ruskamp, F. M., Burgerhof, J. G., *et al.,* «Self-medication with antimicrobial drugs in Europe», *Emerging Infectious Diseases,* 2006 Mar; 12 (3): 452-459.

—, «Gut Microbiota Composition Reflects Disease Severity and Dysfunctional Immune Responses in Patients with COVID-19», *BMJ Gastroenterology Journal.*

Holowacz, S., Guigné, C., Chêne, G., *et al.,* «A multispecies *Lactobacillus-* and *Bifidobacterium*-containing probiotic mixture attenuates body weight gain and insulin resistance after a short-term challenge with a high-fat diet in C57/BL6J mice», *Pharma Nutrition,* 2015 Jul; 3 (3): 101-107.

—, «How the Microbiome Interacts with Long COVID», *Nature.* En línea en: <https://www.nature.com/articles/d44151-022-00012-w>

Jandhyala, S. M., Talukdar, R., Subramanyam, C., Vuyyuru, H., Sasikala, M., Nageshwar Reddy, D., «Role of the normal gut microbiota», *World Journal of Gastroenterology,* 2015 Aug 7; 21 (29): 8787-8803.

Lauby-Secretan, B., Scoccianti, C., Loomis, D., Straif, K., «Obesity and cancer risk: An emerging global health challenge», *The Lancet Oncology,* 2023, 24(4), 450-460. En línea en: <https://doi.org/10.1016/S1470-2045(23)00250-5>

Lumeng, C. N., Saltiel, A. R., «Obesity-associated inflammation and cancer development», *Science,* 2022, 375(6585), 1234-1245. En línea en: <https://doi.org/10.1126/science.abc1234>

Manrique Vergara, D., González Sánchez, M. E., «Ácidos grasos de cadena corta (ácido butírico) y patologías intestinales», *Nutrición Hospitalaria,* 2017; 34 (Suppl 4): 58-61.

McCarty, M.F., «Complementary vascular-protective actions of magnesium and taurine: a rationale for magnesium taurate», *Medical Hypotheses,* 1996; 47(4): 269-272.

Nébot-Vivinus, M., Harkat, C., Bzioueche, H., *et al.*, «Multispecies probiotic protects gut barrier function in experimental models», *World Journal of Gastroenterology,* 2014 Jun 14; 20 (22): 6832-6843.

Park, J., Morley, T. S., Kim, J., Scherer, P. E., «The association between obesity and cancer: The role of adipokines», *Journal of Clinical Oncology,* 2022, 40(15_suppl), e14560. En línea en: <https://doi.org/10.1200/JCO.2022.40.15_suppl.e14560>

Piñol, M., *El gran tratado de la caca,* Planeta, Barcelona, 2016.

Sacks, F. M., Lichtenstein, A., Van Horn, L., Harris, W., Kris-Etherton, P., Winston, M., «Taurine intake with magnesium reduces cardiometabolic risks», *Advances in Experimental Medicine and Biology,* 2018; 803: 623-636.

Sagara, M., Murakami, S., Mizushima, S., Liu, L., Mori, M., Ikeda, K., *et al.* «Taurine and magnesium supplementation enhances the function of endothelial progenitor cells through antioxidation in healthy men and spontaneously hypertensive rats», *Hypertension Research*, 2016; 39(2): 99-105.

Sanders, M. E., Guarner, F., Guerrant, R., *et al.* «An update on the use and investigation of probiotics in health and disease», *Gut*, 2013 May; 62 (5): 787-796.

Sebastián Domingo, J. J., «Los nuevos criterios de Roma (IV) de los trastornos funcionales digestivos en la práctica clínica», *Medicina Clínica*, 2017; 148 (10): 464-468.

Sender, R., Fuchs, S., Milo, R., «Revised estimates for the number of human and bacteria cells in the body», *PLOS Biology*, 2016 Aug 19; 14 (8): e1002533.

Tomova, A., Bukovsky, I., Rembert, E., *et al.*, «The Effects of Vegetarian and Vegan Diets on Gut Microbiota», *Front Nutrition*, 2019 Apr 17; 6: 47.

Turnbaugh, P. J., Hamady, M., Yatsunenko, T., *et al.*, «A core gut microbiome in obese and lean twins», *Nature*, 2009 Jan 22; 457 (7228): 480-484.

Van Berge-Henegouwen, G. P., Mulder, C. J., «Pioneer in the gluten free diet: Willem-Karel Dicke 1905-1962, over 50 years of gluten free diet», *Gut*, 1993 Nov; 34 (11): 1473-1475.

Zhang, H., Li, R., «Obesity and cancer metabolism: A growing link», *Cell Metabolism*, 2023, 35(3), 284-295. En línea en: <https://doi.org/10.1016/j.cmet.2023.03.014>

Zoetendal, E. G., Akkermans, A. D. L., Akkermans-van Vliet, W. M., de Visser, J. A. G. M., de Vos, W. M., «The host genotype affects the bacterial community in the human gastrointestinal tract», *Microbial Ecology in Health Disease*, 2001; 13: 129-134.

ANEXO

GUÍA PARA INTERPRETAR TU ANALÍTICA

A la hora de interpretar unos análisis de sangre con la ayuda de esta tabla, debes tener en cuenta varias cosas. La primera es **la importancia de las variaciones dentro del rango.** Es fundamental entender que los valores normales en los análisis médicos pueden variar ligeramente según el laboratorio y que estén dentro de esos rangos no siempre garantiza una salud óptima. Por ejemplo, un valor de glucosa en ayunas que se sitúe en el extremo superior del rango (entre 95 y 100 mg/dl) podría ser una señal temprana de resistencia a la insulina, aunque técnicamente esté dentro de lo normal.

Otra cuestión importante es **el contexto:** lo es todo. Las analíticas deben interpretarse siempre en el contexto de nuestra salud general, nuestros síntomas y nuestros antecedentes familiares. Un valor aislado que esté fuera de los rangos normales no siempre indica un problema grave, pero puede ser una advertencia para revisar más a fondo nuestro estilo de vida o realizar ajustes. Con esto quiero decir que la clave es observar todos los valores en conjunto, ya que algunos pueden parecer normales por sí solos y, en combinación con otros, revelar desequilibrios que afecten a nuestra salud a largo plazo. Por eso es fundamental que la interpretación la haga nuestro médico o el especialista acreditado que nos esté tratando.

Recuerda que esto es solo una guía orientativa para no ir a ciegas cuando te piden una analítica y recibes los resultados. Y, como la información es poder, también te recomiendo llevar un registro de tus analíticas a lo largo del tiempo para detectar tendencias o cambios. Esto te permitirá identificar si ciertos valores están mejorando o empeorando y ajustar tu dieta y estilo de vida en consecuencia.

En resumen, las analíticas son una herramienta poderosa para controlar nuestra salud, pero es fundamental interpretarlas de forma global y no centrarse solo en un resultado aislado. Comprender el significado de cada valor y asegurarnos de que se encuentra dentro de los rangos óptimos nos permitirá no solo cubrir las funciones básicas de nuestro organismo, sino también prevenir problemas y mejorar nuestro bienestar a largo plazo. Ya sé que muchas veces da pereza estar en ayunas e ir a hacerse una analítica. Pero no lo pospongas, porque suele ser el primer paso para asegurarnos de que todo está bien y para detectar qué podemos hacer para mejorar nuestra salud. Son siempre un arranque muy valioso para cualquier tratamiento.

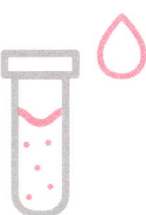

Perfil	Parámetro	Qué mide	Importancia	Valor normal	Comentarios
Glucémico	Glucosa en ayunas	Nivel de glucosa en sangre después de entre 8 y 12 horas de ayuno.	Indicador clave para detectar resistencia a la insulina y diabetes.	Entre 70 y 100 mg/dl	Valores elevados (>126 mg/dl) pueden indicar diabetes. Valores ligeramente elevados (≥100 mg/dl) pueden indicar prediabetes.
Glucémico	Hemoglobina glicosilada (HbA1c)	Promedio de glucosa en sangre en los últimos 2 o 3 meses.	Evaluación a largo plazo del control glucémico.	<5,7%	Refleja el porcentaje de hemoglobina caramelizada por exceso de azúcar. Entre 5,7% y 6,4% indica prediabetes. ≥6,5% indica diabetes.
Lipídico	Colesterol total	Cantidad total de colesterol en sangre.	Relacionado con riesgo cardiovascular.	<200 mg/dl	Se evalúa junto con LDL, HDL y triglicéridos.
Lipídico	LDL (colesterol *malo*)	Colesterol que contribuye a la formación de placas en las arterias.	Principal factor de riesgo para enfermedades cardiacas.	<100 mg/dl	Objetivo: que esté lo más bajo posible (lo ideal <70 mg/dl).
Lipídico	HDL (colesterol *bueno*)	Colesterol que ayuda a eliminar el exceso de colesterol malo.	Protege contra enfermedades cardiacas.	>60 mg/dl	Cuanto más alto, mejor.

Perfil	Parámetro	Qué mide	Importancia	Valor normal	Comentarios
Lipídico	Triglicéridos	Nivel de triglicéridos en sangre.	Indicador de riesgo cardiovascular.	<150 mg/dl (lo ideal es <100 mg/dl)	↑ Niveles altos pueden estar asociados con síndrome metabólico.
	Índice de aterogenici- dad	Relación entre colesterol total y HDL o LDL y HDL.	Indica el riesgo de desarrollar aterosclerosis.	Colesterol total/HDL: <4 LDL/HDL: <2,5	↑ Un índice bajo es favorable.
Hepático	ALT / AST (enzimas hepáticas)	Salud y función del hígado.	Indicadores de daño hepático.	Entre 7 y 56 U/L	↑ Niveles altos pueden indicar hepatitis, hígado graso, etcétera.
	Creatinina	Nivel de creatinina en sangre.	Indicador de función renal.	Entre 0,6 y 1,2 mg/dl	↑ Alta creatinina puede indicar insuficiencia renal.
	Filtrado glomerular (GFR)	Ritmo de filtración glomerular.	Evalúa la función renal.	> 60 ml/ min/1,73 m^2	↑ Valores bajos sugieren deterioro de la función renal.

Perfil	Parámetro	Qué mide	Importancia	Valor normal		Comentarios
Hepático	Proteína C reactiva (PCR)	Niveles de inflamación en el cuerpo.	La inflamación crónica está asociada con enfermedades cardiovasculares.	<1 mg/L (bajo riesgo)	↑	PCR elevada indica inflamación activa.
	Homocisteína	Nivel de homocisteína en sangre.	Relacionado con riesgo cardiovascular.	Entre 5 y 15 μmol/L (deseable: <10 μmol/L)	↑	Niveles altos pueden estar relacionados con deficiencias de B12 o ácido fólico.
Tiroideo	TSH (hormona estimulante de la tiroides)	Función tiroidea.	Indica hipotiroidismo o hipertiroidismo.	Entre 0,4 y 4,0 mIU/L	↑	TSH elevada indica hipotiroidismo, baja sugiere hipertiroidismo.
	T3 y T4 (hormonas tiroideas)	Niveles de hormonas tiroideas.	Regulación del metabolismo.	T3 libre: entre 2,3 y 4,1 pg/ml T4 libre: entre 0,9 y 1,7 ng/dl	↑	Desviaciones pueden indicar trastornos tiroideos.

Perfil	Parámetro	Qué mide	Importancia	Valor normal	Comentarios
Nutricional	Hierro	Nivel de hierro en sangre.	Esencial para la producción de hemoglobina.	Entre 60 y 170 µg/dl	↑ Bajo hierro indica anemia, alto puede sugerir sobrecarga de hierro.
	Ferritina	Almacenamiento de hierro en el cuerpo.	Indicador más preciso de reservas de hierro.	Hombres: entre 20 y 500 ng/ml Mujeres: entre 20 y 200 ng/ml	↑ Ferritina baja indica deficiencia de hierro, alta puede ser señal de inflamación o sobrecarga.
	Vitamina B12	Nivel de vitamina B12 en sangre.	Esencial para la formación de glóbulos rojos y la función neurológica.	Entre 200 y 900 pg/ml	↑ Niveles bajos pueden causar anemia perniciosa y trastornos neurológicos.
	Vitamina D	Nivel de vitamina D en sangre.	Importante para la salud ósea y la función inmunológica.	Entre 20 y 50 ng/ml	↑ Deficiencia puede causar osteoporosis y aumentar el riesgo de infecciones.